Säure-Basen-Balance

Richtig essen – gesund
ins Gleichgewicht kommen

PROF. DR. JÜRGEN VORMANN

Ein Wort zuvor

IHRE ERNÄHRUNG und Ihr Lebensstil tragen maßgeblich zu Ihrem Wohlbefinden und zu Ihrer Gesundheit bei. Ein entscheidender Weichensteller für Ihre Befindlichkeit ist das Gleichgewicht zwischen Säuren und Basen.

BEREITS HIPPOKRATES, der Begründer der medizinischen Wissenschaften, notierte etwa 400 Jahre vor Christus: »Von allen Zusammensetzungen unserer Körpersäfte wirkt sich die Säure zweifellos am schädlichsten aus.« Tatsächlich stört ein zu hoher Säuregrad im Blut und in den Körperflüssigkeiten die Auf- und Abbauvorgänge im Körper sowie die Energiespeicherung und -gewinnung. Obwohl der Säure-Basen-Status umfangreich reguliert ist, können langfristig Entgleisungen des empfindlichen Säure-Basen-Gleichgewichts Beeinträchtigungen im Stoffwechsel oder sogar Fehlregulationen nach sich ziehen. Eine Übersäuerung schlägt sich jedoch nicht nur in Ihrem körperlichen Wohlbefinden nieder. Sie findet sich auch in Redewendungen wie »auf jemanden sauer sein«. So verbindet auch unsere Sprache mit dem Wort »sauer« etwas Negatives, nämlich Ärger und Wut.

WIE WICHTIG ein ausgeglichener Säure-Basen-Haushalt für Ihre Gesundheit und Ihr Wohlbefinden ist, soll Ihnen dieses Buch zeigen. Mit einer günstigen Auswahl von Lebensmitteln können Sie schon ab heute Ihren Säure-Basen-Status positiv beeinflussen. Die umfangreiche Tabelle im hinteren Teil des Buches beruht auf den neuesten Erkenntnissen der Ernährungswissenschaft. So kommen Sie ganz leicht wieder ins Gleichgewicht.

Jürgen Vormann

Inhalt

Ein Wort zuvor 2

Empfindliche Balance – Säuren und Basen ... 4
Gestörtes Gleichgewicht 4
Was sind Säuren und Basen? 6
Die verschiedenen Puffersysteme 9
Was den Körper sauer macht 14
Wenn die Gesundheit Alarm schlägt 16
Den Säure-Basen-Status bestimmen 19

Tipps für die Praxis 21
Auf die Kombination kommt es an 21
Guten Appetit mit diesen Tipps! 22
Basenpräparate – pro & contra 23
Das A und O: Die richtige Ernährung 25
Gesund essen mit der PRAL-Tabelle 28

Die Lebensmitteltabelle 30

Zum Nachschlagen 82
Register der Lebensmittel 82
Sachregister 95

Empfindliche Balance – Säuren und Basen

Alle Flüssigkeiten im Körper enthalten Säuren und Basen. Sie entstehen durch Nahrungs- und Genussmittel sowie durch Stoffwechselvorgänge in den Zellen. Natürlich sind Säuren zum Teil auch lebensnotwendig, dazu müssen sie allerdings im richtigen Verhältnis zu den Basen stehen. Verschiedene Ausleitungsorgane sind deshalb unentwegt damit beschäftigt, das empfindliche Gleichgewicht zwischen Säuren und Basen aufrechtzuerhalten. Sie selbst können diese Balance aktiv unterstützen, indem Sie bei Ihrer Ernährung auf eine ausreichende Basenzufuhr achten.
Tatsache ist, dass der menschliche Körper am vitalsten und gesündesten ist, wenn er sich im neutralen oder schwach basischen Bereich befindet. Ausnahmen von der Regel bilden Organe, wie der Magen, der sauer sein muss, um seine Verdauungsarbeit zu erledigen und die Haut, die einen Säureschutzmantel besitzt.

Gestörtes Gleichgewicht

Ist die Säure-Basen-Balance allerdings gestört, so kommt es zu Fehlfunktionen. Die machen sich rasch bemerkbar: Sie fühlen sich müde oder angespannt und sind nur wenig belastbar. Gelingt es dem Körper nicht, das Zuviel an Säuren im Körper auszugleichen, können Stoffwechselabläufe gestört werden. Diese Entwicklung ist fatal. Denn jetzt wird der Austausch von wichtigen Nähr- und Wirkstoffen im Gewebe beeinträchtigt. Auf Dauer können sich Krankheiten einstellen. Auslöser für die Schwankungen im Säure-Basen-Haushalt sind eine zu säurehaltige Ernäh-

Empfindliche Balance – Säuren und Basen

rung, aber auch zu wenig Bewegung, Umweltgifte, Stress, Krankheiten und die Einnahme von Medikamenten.

Die Folgen moderner Ernährung

Eine der negativen Folgen des Nahrungsmittelüberflusses in den Industrieländern ist, dass der Anteil an Säure bildenden Lebensmitteln bei allem, was täglich auf den Tisch kommt, heute relativ hoch ist. Gleichzeitig sinkt die Aufnahme von basischen Mineralstoffverbindungen. Diese Stoffe sind allerdings unverzichtbar, weil sie mit den Säuren harmlose Verbindungen eingehen, die der Körper anschließend gut ausscheiden kann. Die Aufrechterhaltung und Wiederherstellung der Säure-Basen-Balance durch einen ausgewogenen Lebensstil und vor allem die richtige Ernährung mit der ausreichenden Menge an basischen Mineralstoffverbindungen ist aus gesundheitlicher Sicht daher elementar für Ihr Wohlbefinden.

Ihre Chance: basenreich essen!

Beginnen Sie deshalb am besten gleich heute, sich basenreich zu ernähren. Zahlreiche wissenschaftliche Studien haben gezeigt, dass eine Ernährungsumstellung, in der gezielt basische Nahrungsmittel verzehrt wurden, zu einer Verbesserung des Gesundheitszustandes und des allgemeinen Wohlbefindens der Teilnehmer führte.

ZEICHEN EINER ÜBERSÄUERUNG

- Müdigkeit
- Nervosität
- Unruhezustände
- Unausgeglichenheit
- Muskel- und Gelenkbeschwerden
- Stressgefühle
- sinkende Belastbarkeit
- mangelnde Spannkraft der Haut und des Bindegewebes

Was sind Säuren und Basen?

Aus der Sicht eines Chemikers handelt es sich bei einer Säure um eine Substanz, die ein Wasserstoff-Ion (H^+) oder auch Proton abgeben kann. Eine Substanz hingegen, die ein Proton (H^+) abgegeben hat und ohne dieses zurückbleibt, wird zur Base. Grundsätzlich ist eine Base so definiert, dass sie Protonen aufnehmen kann.

 INFO

Sind im Körper so viele Basen vorhanden, wie er zur Neutralisierung angefallener Säuren benötigt, spricht man von einem ausgeglichenen Säure-Basen-Haushalt.

Der pH-Wert

Die gängige Messgröße für die Stärke von Säuren und Basen ist der pH-Wert. Der Begriff stammt aus dem Lateinischen und heißt: »potentia Hydrogenii«- Wirksamkeit des Wasserstoffs. Der pH-Wert misst die Konzentration von Wasserstoff-Ionen pro Liter wässriger Lösung.
Die H^+-Ionenkonzentration kann sehr unterschiedlich sein und zwischen pH 1 (stark sauer) und pH 14 (stark basisch) schwanken. Generell stellt ein Wert von 7 auf der pH-Skala den Neutralpunkt dar. Reines Wasser hat diesen Wert. Liegt der Wert unterhalb von 7 handelt es sich um eine saure Lösung, bei Werten über 7 spricht man von einer basischen Lösung. Der pH-Wert unterscheidet sich, je nachdem in welchen Organen und Körperflüssigkeiten wie etwa Blut, Lymphe, Speichel oder Urin er gemessen wird.
In den Zellen und im Zwischenzellbereich liegt der pH-Wert im schwach basischen Bereich von 7,0–7,4. Auch das Blut ist mit einem pH-Wert von 7,35–7,45 basisch, während im Magen ein äußerst saurer pH-Wert zwischen 1,5 bis 3,0 vorherrscht, damit die Nahrung und insbesondere das darin enthaltene Eiweiß aufgespalten werden kann.

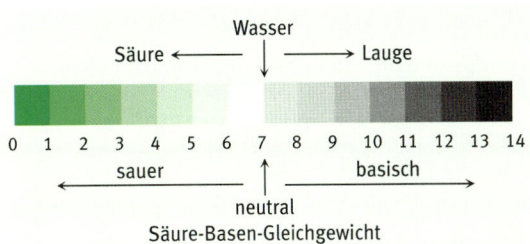

pH-Skala: Werte unter 7,0 liegen im sauren Bereich, Werte über 7,0 sind basisch.

Die pH-Werte konstant halten

Da sich der Säuregrad im Körper auf die Auf- und Abbauprozesse in allen Zellen auswirkt, müssen die jeweiligen pH-Werte innerhalb einer geringen Schwankungsbreite unter allen Umständen konstant gehalten werden. Schließlich beeinflusst das Säure-Basen-Milieu die Struktur und Funktion von Eiweißmolekülen, die Durchlässigkeit (Permeabilität) von Zellwänden (Membranen), die Verteilung von Elektrolyten sowie die Funktion des Bindegewebes. Dies gilt für alle Körperflüssigkeiten und insbesondere für das Blut, das als Haupttransportmedium für eine Vielzahl von lebenswichtigen Substanzen durch unseren Körper dient. Schließlich steht das Blut mit allen Organsystemen im Körper in Verbindung.

Der Säure-Basen-Haushalt im Magen

Auch wenn im Magen enorme Mengen an Säuren hergestellt werden, wirken sie sich nicht auf die allgemeine Säure-Basen-Bilanz aus. Tatsächlich kann der pH-Wert im Magen bis auf 1,5 sinken. Doch ist dies gar nicht schädlich, sondern ganz im Gegenteil eine Voraussetzung für eine gesunde Verdauung: In dem sauren Milieu werden beispielsweise schädliche Mikroorganismen aus der Nahrung abgetötet und Nahrungseiweiße zerlegt. Gleichzeitig werden Mikronährstoffe freigesetzt und wertvolle Spurenelemente wie Zink, Kupfer oder Mangan für den Körper verfügbar gemacht. Ähnliches gilt auch für die Mineralstoffe Kalzium und Magnesium sowie die Freisetzung von Vitaminen in den Stoffwechsel.

 INFO

Sodbrennen und Übersäuerung haben nichts miteinander zu tun. Beim Sodbrennen steigt saurer Mageninhalt in den unteren Teil der Speiseröhre auf, da der Verschluss zwischen Magen und Speiseröhre beeinträchtigt ist. Zu viel oder zu hastiges Essen, vor allem von zu süßen oder fetten Speisen, oder der Konsum von Alkohol oder Kaffee können Sodbrennen auslösen.

Basenfluten für das Säuregleichgewicht

Dabei entstehen im Magen nicht nur Säuren, sondern auch Basen in Form von Bikarbonat. Sie sorgen dafür, dass das Säuregleichgewicht nach jeder Mahlzeit wieder hergestellt wird. Im Gegensatz zur Säure wird Bikarbonat auf direktem Weg ins Blut geschleust. Die zusätzliche Bikarbonatmenge im Blut entspricht dabei immer der Säuremenge, die in den Magen abgegeben wurde. Denn nach jeder Mahlzeit bilden die Zellen in der Magenschleimhaut Säure. Zugleich steigt somit die Bikarbonatkonzentration im Blut an, was in der Fachsprache auch als »Basenflut« bezeichnet wird: Das etwas basischere Blut strömt dann durch das Bindegewebe und kann dort »zwischengelagerte« Säuren neutralisieren. Gleichzeitig wird auch ein etwas basischerer Urin im Körper produziert. Im Darm wird der saure Mageninhalt dann durch das stark basische Bikarbonat, das aus dem Sekret der Bauchspeicheldrüse stammt, neutralisiert und unschädlich gemacht.

Die verschiedenen Puffersysteme

Wesentliche Auf- und Abbauvorgänge in den Körperzellen hängen davon ab, dass Enzyme in einer ganz bestimmten räumlichen Form vorliegen. Enzyme sind hochmolekulare Eiweiße (Proteine), die Stoffwechselprozesse auslösen und beschleunigen (katalysieren). Nun ist es aber so, dass der Säuregrad einer Lösung einen ganz entscheidenden Einfluss auf die Beschaffenheit dieser Eiweiße nimmt. Ändert sich also der pH-Wert, so wirkt sich dies auch auf die Struktur der Enzyme aus, und sie können ihre Funktion nicht mehr richtig erfüllen.

Wie sich der Körper vor einem Übermaß an schädlichen Säuren schützt

Nun entstehen im Körper allerdings ständig Säuren. Zum einen nehmen wir über die Nahrung unterschiedliche Mengen von Säuren bzw. Basen auf. Dazu kommen die Säuren, die bei Stoffwechselvorgängen entstehen.
Um immer wieder den Säure-Basen-Ausgleich zu schaffen und alle Stoffwechselprozesse reibungslos ablaufen zu lassen, besitzt der Körper verschiedene Schutzmechanismen. So genannte Puffersysteme gleichen Ausrutscher des pH-Werts nach oben oder nach unten aus. Ihre Funktion ist vergleichbar mit der Aufrechterhaltung der Körpertemperatur, die ganz automatisch abläuft: Wir beginnen zu zittern, sobald es zu kalt wird und treiben so die Körper-

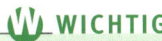

WICHTIG

Akute Änderungen des pH-Wertes wie etwa bei einer entgleisten Diabetes-Erkrankung sind äußerst selten und erfordern Maßnahmen der Intensivmedizin. Bei länger anhaltenden Blut-pH-Werten unter 7,35 spricht man von einer Azidose. Bei Werten oberhalb von 7,45 handelt es sich um eine Alkalose.

temperatur nach oben. Ist es dagegen zu heiß, schwitzen wir und kühlen dadurch ab.

Puffersubstanzen im Blut

Als pH-stabiler Organismus kann der menschliche Körper über seine Puffersysteme auch Änderungen des pH-Wertes selbstständig ausgleichen: Steigt die Säurekonzentration, wird überschüssige Säure gebunden und so unschädlich gemacht. Bei einer zu geringen Säurekonzentration hingegen kann gebundene Säure freigesetzt werden.
Die Stoffe, die überschüssige Säure aufnehmen bzw. abgeben können, nennt man Puffersubstanzen. Von diesen Puffern sind verschiedene im Blut und in den Zellen enthalten. Der wichtigste Puffer ist das Bikarbonat (HCO_3^-). Dabei handelt es sich um eine Base, die Säure (H^+) binden kann. So entsteht in den Zellen unentwegt Kohlensäure (H_2CO_3), die in Kohlendioxid (CO_2) und Wasser (H_2O) zerfällt. Andere Puffersysteme binden überschüssige Säure: Hierzu gehören der Phosphatpuffer und die Eiweiße (Proteine) im Blutplasma.
Die Puffersubstanzen im Blut sorgen in erster Linie dafür, dass Änderungen des empfindlichen Blut-pH-Werts sofort ausgeglichen werden. Auf Dauer sind sie aber damit überfordert, Säurebelastungen allein auszubalancieren. Um sein Säure-Basen-Gleichgewicht langfristig zu halten, muss der Körper noch über andere Kanäle Säure loswerden, denn auch die Kapazität der Puffersysteme ist begrenzt.

Säureausgleich über die Lunge

Durch Abatmen von Kohlendioxid (CO_2) über die Lunge werden mit jedem Ausatmen Säuren aber auch Bikarbonat aus dem Körper geschleust. Deshalb findet über die Lunge keine Nettoausscheidung von Säure statt, die bei einer Säurebelastung durch unausgewogene Ernährung unbedingt erforderlich ist. Diese Art der Säureausscheidung übernehmen in unserem Organismus die Nieren. Sie regulieren den Säure-Basen-Haushalt langfristig.

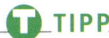 **TIPP**

Das Entsäuern über Ihre Atmung können Sie ganz einfach unterstützen. Bewegen Sie sich regelmäßig an der frischen Luft und atmen Sie dabei tief ein und aus oder führen Sie Atemübungen durch.

Säureausgleich über die Nieren

Die Nieren spielen bei der Säureausscheidung eine zentrale Rolle. Sie verfügen über verschiedene biochemische Mechanismen. Zuerst wird hier der wässrige Blutanteil mit den darin gelösten Substanzen von den Blutkörperchen abgetrennt. Über einen aufwändigen Prozess werden dann die wertvollsten Stoffe aus diesem so genannten Primärharn wieder zurück gewonnen. So geht dem Körper bei der Urinausscheidung nur ein geringer Anteil der gelösten Stoffe verloren.

Auch Säuren sowie Basen in Form von Bikarbonat sind im Primärharn enthalten. Bei einem Säureüberschuss arbeiten die Nieren basensparend und halten die Bikarbonatausscheidung auf einem niedrigen Niveau, während sie die Säureausscheidung erhöhen. Der weitaus überwiegende Teil der Säure wird aber nicht als freie Säure sondern muss gebunden ausgeschieden werden. Dazu wird Ammoniak (NH_3) benötigt, das in den Nierenzellen bereitgestellt wird. Im Endeffekt wird die Säure dann hauptsächlich als Ammoniumion (NH_4^+) aus dem Körper entfernt. Würden wir den gesamten Säureüberschuß als freie Säure ausscheiden wäre der Urin so sauer, dass die Zellen der Niere und ableitenden Harnwege geschädigt würden. Damit die Nieren der wichtigen Aufgabe der Säureausscheidung nachkommen können, benötigt sie Flüssigkeit. Sie sollten deshalb viel trinken. Ideal sind durchschnittlich 1,5 bis 2 Liter Flüssigkeit am Tag. Das ist insbesondere für ältere Menschen wichtig, da bei ihnen im Lauf der Zeit das Durstgefühl nachlässt.

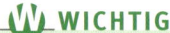 **WICHTIG**

Wasser oder Mineralwasser gehören zu den besten Lieferanten für basische Mineralstoffe. Die Kohlensäure ist harmlos und wird über die Lunge ausgeatmet. Achten Sie darauf, dass Ihr Mineralwasser möglichst viel Hydrogenkarbonat (HCO_3) enthält.

Säureausgleich über die Knochen

Weitere körpereigene Mechanismen, die zu einem stabilen pH-Wert beitragen, sind die Basenspeicher in den Knochen. Basisches Bikarbonat, das an die Knochenoberfläche gebunden ist, wird im Bedarfsfall freigesetzt, um die Pufferkapazität des Blutes aufrecht zu erhalten. Dieses ist ein kurzfristiger Effekt, der aber noch durch einen weiteren, längerfristig anhaltenden Effekt ergänzt wird. Denn zusätzlich verändert sich bei einer Übersäuerung die Aktivität der Knochenzellen, so dass der Knochenabbau überwiegt. Hierbei werden die Knochenmineralien Kalzium und Phosphor, die für die Stabilität des Skeletts sorgen, aus dem Knochen herausgelöst und in der Folge mit dem Urin ausgeschieden. Auf Dauer baut der Körper so Knochensubstanz ab. Dabei reichen laut neuerer Forschung bereits geringfügige Änderungen der Säurekonzentration, um die Aktivität der Knochenzellen erheblich zu beeinflussen.

Säureausgleich über das Bindegewebe

Auch das Bindegewebe ist in der Lage, Säuren zumindest vorübergehend zu entsorgen. Hier sind Proteoglykane und Glukosaminoglykane enthalten. Diese Strukturen tragen eine sehr große Zahl von negativen Ladungen, wodurch sie viel Wasser binden können. Dieses Wasser stellt einen wichtigen Dämpfer für mechanische Belastungen dar und schützt den Körper. Ein gutes Beispiel hierfür ist das Knorpelgewebe: Wird es durch einen Stoß oder einen Sturz belastet, kann ein Teil des Wassers im Knorpel weggepresst werden. Anschließend saugt er sich dann wieder voll. Kann das Gewebe aufgrund einer chronischen Übersäuerung nur wenig Wasser binden, verliert es an Elastizität und der Körper wird verletzungsanfälliger.

Säureausgleich über die Haut

Die Haut wird in Fachkreisen oft auch als zweite Niere bezeichnet, da über sie Stoffwechselendprodukte, Gifte und Säure aus dem Körper ausgeschieden werden. Normalerweise ist die Hautoberfläche leicht sauer. Der Säureschutzmantel dient unter anderem der Abwehr von Krankheitserregern. Wird diese Säure beim Duschen oder Baden abgespült oder beim Schwitzen ausgeschieden, gibt der Körper Säuren ab. Anschließend erneuert die Haut ihren Säureschutzmantel wieder, wodurch der entsäuernde Effekt entsteht.

TIPP

Auch Basenbäder tragen zur Entsäuerung bei. Sie sollten sie jedoch nur einmal pro Woche durchführen, da der Säureschutzmantel der Haut sonst leiden kann. Auch regelmäßige Saunagänge fördern neben einer Stärkung des Herz-Kreislaufsystems die Entsäuerung des Körpers über die Haut. Wichtig danach: Gleichen Sie den Flüssigkeitsverlust mit basischen Getränken in Form von Kräutertees, Saftschorlen oder Mineralwässern aus. Basenbäder erhalten Sie in Apotheken und Reformhäusern.

Von einem Ausgleich der Säure-Basen-Balance durch eine Umstellung auf eine basenreichere Kost können insbesondere Neurodermitis-Patienten profitieren. In vielen Fällen ist die Ursache für diese quälende Hauterkrankung unklar. Ist eine Übersäuerung Grund für einen Krankheitsschub, können die Symptome durch basische Kost gelindert und positiv beeinflusst werden.

Was den Körper sauer macht

Neben den körpereigenen Regulationsmechanismen hat die Ernährung den stärksten Einfluss auf die Säure-Basen-Balance. Säuren entstehen insbesondere nach dem Genuss von Fleisch, Wurst, Käse und Getreideprodukten.

Wie Säuren im Körper entstehen

Der durchschnittliche Mitteleuropäer nimmt heute pro Tag ca. 50–100 mÄq (→ S. 28) Säure im Überschuss zu sich. Um die Säure-Basen-Balance zu erhalten, müsste die gleiche Menge täglich ausgeschieden werden. Fakt ist, dass dies nicht immer einfach möglich ist.

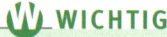
WICHTIG

> Tierisches Eiweiß und Getreideprodukte belasten den Körper mit viel Säure. Frisches Gemüse und Obst hingegen liefern die nötigen Basen in Form von basischen Mineralstoffverbindungen.

Säurebildung durch Alterungsprozesse

Mit zunehmendem Alter nehmen die Ausscheidungskapazität der Nieren und die Pufferkapazität des Blutes ab. Man geht davon aus, dass etwa ab dem 30. Lebensjahr jedes Jahr ca. 1% Nierenleistung verloren geht. Ältere Menschen können Säuren daher häufig nicht mehr so gut ausscheiden. Gleichzeitig verzehren viele Senioren oft zu säurehaltige Lebensmittel und nehmen zu wenige Basen zu sich. Dieser Entwicklung können Sie mit einer basenreichen Ernährung gut gegensteuern.

Säurebildung durch Sport

Dass Bewegung heilsam ist und anregend auf den Organismus wirkt, ist hinlänglich bekannt. Trotzdem entsteht durch jede körperliche Belastung, also auch beim Sport, eine Säurebelastung. Neuere Untersuchungen haben gezeigt, dass bereits ein moderates körperliches Training deutliche Änderungen des pH-Wertes an den Muskelfasern hervorruft. Schon nach fünf Minuten körperlicher Aktivität sank der pH-Wert im Experiment unter 7 und es dauerte ca. 20 Minuten, bis der normale pH-Wert von 7,4 wieder hergestellt war.

Besonders für Sportler ist eine **basenreiche Nahrung** wichtig. Bei starker körperlicher Aktivität wird die Muskulatur oft ungenügend mit Sauerstoff versorgt. Dann wird die notwendige Energie durch die Bildung von Milchsäure in den Muskelzellen bereitgestellt. Lokal führt das zu Übersäuerungszuständen in Form von Muskelschmerzen oder Krämpfen. Zudem erhöht die Übersäuerung des Bindegewebes das Verletzungsrisiko. Kommen ein intensives Training und eine basen- und/oder kalorienarme Ernährung zusammen, wirkt sich dies negativ auf den Säure-Basen-Haushalt aus. Da vergleichende Untersuchungen zeigten, dass das Training bei Personen mit basenreicher Ernährung kaum säuernd wirkte, ist eine hohe Basenzufuhr gerade für Leistungssportler besonders wichtig.

Säurebelastung durch Diäten und Fasten

Diäten und Fastenkuren erhöhen ebenfalls erheblich die Säurebelastung des Körpers. Denn beim Einschmelzen überschüssiger Fettreserven durch eine kalorienreduzierte Kost oder eine Nulldiät wie beim Fasten werden vermehrt Fettsäuren im Körper abgebaut. Dabei entstehen saure Stoffwechselendprodukte, so genannte Ketosäuren. Sie treten allerdings auch in Folge bestimmter Stoffwechselerkrankungen, wie z.B. beim Diabetes mellitus, auf. Eine ausreichende Basenzufuhr ist deshalb bei jedem Programm zum Abnehmen unabdingbar. Auch bei einer bestehenden Stoffwechselerkrankung sollte sie fester Bestandteil des ärztlichen Behandlungsplans sein.

Wenn die Gesundheit Alarm schlägt

Bei einer Übersäuerung handelt es sich in aller Regel um eine versteckte Symptomatik, die lange unbemerkt bleiben kann. Fehlen dem Organismus auf Dauer die notwendigen Mineralsalze durch eine zu basenarme Ernährung, kann Säure im Bindegewebe eingelagert werden und dort die Funktion beeinträchtigen.

Zunächst fühlt man sich ganz allgemein unwohl: Müdigkeit, Nervosität, Unausgeglichenheit, Stressgefühle und eine geringe Belastbarkeit machen sich bemerkbar. Verursacht werden kann dies neueren Forschungen zufolge möglicherweise durch säurebedingte Ablagerungen an den Nerven, die deren Funktionen beeinträchtigen. Auch Stresshormone werden bei Übersäuerung vermehrt freigesetzt, was es schwieriger macht, zur Ruhe zu kommen.

Übersäuerung kann krank machen

Einige Wissenschaftler sind der Ansicht, dass eine chronische Übersäuerung die Entstehung und den Verlauf bestimmter stoffwechselbedingter Krankheiten fördern kann. Dazu gehören Osteoporose (Knochenschwund), chronische Rückenschmerzen, Fibromyalgie, rheumatische Beschwerden, Migräne, Gicht oder Nierensteine. Aber auch bei Neurodermitis, Magen-Darm-Erkrankungen, Herz- und Kreislauferkrankungen, Diabetes oder sogar Krebs kann eine lokale Übersäuerung beteiligt sein.

HEILEN DURCH ENTSÄUERUNG

Dass eine Übersäuerung Ursache oder Folge verschiedener Erkrankungen sein kann, wird in der Naturheilkunde schon seit langem anerkannt. Vor vielen naturheilkundlich orientierten Behandlungen steht deshalb die Entsäuerung der Körpergewebe durch eine Ernährungsumstellung oder eine erhöhte Basenzufuhr.

Die Folgen chronischer Übersäuerung

Ist der Säure-Basen-Haushalt über Jahre hinweg gestört, entwickelt sich eine chronische Übersäuerung (Azidose), bei der sich die Puffersysteme allmählich erschöpfen. In der Folge kommt es zu Veränderungen der Körpergewebe, die sich häufig durch eine hohe Basenzufuhr lindern oder sogar beheben lassen.

Cellulitis

Fällt im Körper auf Dauer zu viel Säure an und wird diese aus Mangel an basischen Stoffen nicht mehr ausgeschieden, kommt es zu Änderungen der Wasserbindung im Bindegewebe. Dadurch wird es in seiner Funktion eingeschränkt und verändert seine Struktur. Vor allem bei Frauen zeigen sich diese Effekte an den Oberschenkeln und am Po in Form von Cellulitis (Orangenhaut).

Muskelverlust

Solange die Nieren ausreichend Ammoniak bereitstellen, lässt sich ein Säureüberschuss problemlos ausleiten. Da es im Körper jedoch keinen Ammoniakspeicher gibt, muss dieser Stoff bei erhöhtem Bedarf aus anderen Substanzen hergestellt werden. Als Vorstufe dazu dienen bestimmte Aminosäuren – insbesondere das Glutamin in den Nieren. Da der Vorrat daran begrenzt ist, greift der Körper bei einer größeren Säurebelastung auf andere Struktureiweiße zurück, insbesondere aus der Muskulatur. Deshalb führt ein Säureüberschuss auf Dauer zu Muskelverlust.

Schmerzen und rheumatische Beschwerden

Die Schmerzrezeptoren im Körper reagieren sehr empfindlich auf Übersäuerung. Selbst geringfügige Reize lösen dann Schmerz aus. Chronische Bindegewebserkrankungen wie die rheumatoide Arthritis gehen zudem mit entzündlichen Prozessen einher, die in den Gelenken vermehrt Säure freisetzen. Werden diese mangelhaft mit Basen versorgt, reagieren sie noch schmerzempfindlicher. Deshalb ist eine hohe Basenzufuhr gerade bei diesen Bindegewebserkrankungen sehr wichtig. Es konnte gezeigt werden, dass sich die Schmerzen bei Patienten mit chronischen Rückenbeschwerden durch eine gezielte Basenzufuhr positiv beeinflussen lassen.

Osteoporose

Schon eine leichte Übersäuerung verschiebt das Gleichgewicht von Knochenaufbau und -abbau. Je häufiger es zu Säurebelastungen kommt, desto mehr Knochensubstanz wird abgebaut und das Risiko für Osteoporose erhöht sich. Zur Osteoroseprävention ist deshalb die Vermeidung einer chronischen Übersäuerung von großer Bedeutung. Auch bei bereits bestehender Osteoporose lässt sich durch eine hohe Basenzufuhr eine Verbesserung der Knochendichte erreichen.

Nierensteine

Bei einer Übersäuerung steigt die Kalziumkonzentration im Primärharn. Bei einer gleichzeitig hohen Oxalsäurekonzentration kann das zur Bildung von Kalziumoxalat-Nierensteinen führen. Auch die Bildung von Harnsäuresteinen wird durch einen sauren Urin-pH gefördert, da Harnsäure bei einem pH unter 5,3 unlöslich wird. Ein zu basischer (alkalischer) Urin-pH kann zur Bildung von Kalziumphosphat-Nierensteinen führen.

Gicht

Eine zu hohe Harnsäurekonzentration im Blut führt zu Gicht: Durchblutungsstörungen insbesondere in den Zehengelenken führen durch den relativen Sauerstoffmangel im Stoffwechsel zur Bildung von Milchsäure und einer lokalen Übersäuerung. Verstärkt sie sich, kann die Harnsäure auskristallisieren und die für die Gicht typischen Schmerzen verursachen. Zusätzlich ist auch die Ausscheidung von Harnsäure über die Nieren beeinträchtigt.

Den Säure-Basen-Status bestimmen

Da der pH-Wert des Bluts durch seine ausgezeichnete Pufferung bis auf wenige Ausnahmen konstant bleibt, ist die pH-Messung im Blut wenig aussagekräftig. Wenn Sie grob den Säurestatus Ihres Körpers bewerten wollen, können Sie den Urin-pH-Wert über einige Tage hinweg messen.

KURZER SELBSTTEST

Kneifen Sie mit zwei Fingern eine Hautfalte auf Ihrem Handrücken. Nach dem Loslassen sollte diese Falte in wenigen Sekunden verschwunden sein – bleibt die Falte nach 3 Sekunden noch sichtbar, kann dies ein Zeichen einer Übersäuerung sein.

Selbstcheck über den Urin-pH-Wert

Die Teststreifen erhalten Sie in der Apotheke oder in der Drogerie. Sie sollten einen pH-Bereich zwischen 5,0 und 8,0 abdecken. Zur Messung halten Sie den Streifen direkt unter den Mittelstrahlurin (also nicht den Anfangsurin) oder fangen diesen in einem Gefäß auf und halten den Teststreifen hinein. Anschließend notieren Sie den Wert.

Was der Urin-pH aussagt

Im Gegensatz zu den Messmöglichkeiten im Labor gibt die Messung des Urin-pH-Werts nur einen groben Anhaltspunkt: 99 % der Säure werden gebunden aus dem Körper entfernt. Somit wird weniger als 1% der Säure als freie Säure ausgeschieden. Nur diese freie Säure ist es, die sich mit Teststreifen messen lässt. Hinzu kommt, dass es über den Tag verteilt zu Schwankungen des Urin-pH-Werts kommt: So ist der Morgenurin üblicherweise sauer (pH 5–6) und der Urin nach den Mahlzeiten basischer. Insgesamt sollte der pH-Wert des Urins immer zwischen 5,3 und 6,8 liegen.

Testen Sie Ihre Entsäuerungskapazität

Über die Gesamtsäureausscheidung kann der Urin-pH-Wert keine Auskunft geben. Was Sie anhand der Urin-pH-Messung allerdings feststellen können, ist, wie gut Ihr Körper aktuell mit Säurebelastungen fertig wird. Dazu ist folgendes Programm empfehlenswert:

- Ernähren Sie sich zwei Tage lang wie gewohnt und messen jeweils den pH-Wert Ihres Morgenurins mit einem pH-Teststreifen. Die Werte notieren Sie in einer Tabelle (Beispiel s. unten)
- An den nächsten beiden Tagen sollten Sie vor allem säurehaltige Nahrungsmittel, wie Fleisch und Käse sowie Nudeln und Brot verzehren und zugleich auf basische Gerichte (Obst, Gemüse und Salat) verzichten.
- Stellen Sie dann für zwei Tage Ihre Ernährung auf basenreiche Kost aus viel Gemüse und Obst um. Messen Sie dabei täglich Ihren Morgenurin.

Beispieltabelle für einen Test

Tag	1	2	3	4	5	6
Nahrung	normal	normal	sauer	sauer	basisch	basisch
pH	5,8	5,8	5,4	5,3	6,0	6,2

Ihr individueller Säure-Basen-Status

Ihren eigenen Säure-Basen-Status können Sie umso genauer feststellen, je länger Sie wie oben beschrieben die Urin-pH-Messungen durchführen. Dabei können Sie nach und nach prüfen, auf welche Nahrungsmittel und Gerichte Sie besonders »sauer« reagieren, um diese entsprechend basisch ausgleichen zu können. Die Auswahl der Nahrungsmittel anhand der ausführlichen Lebensmitteltabelle mit genauen PRAL-Werten ab Seite 30 kann Ihnen dabei helfen, Ihr persönliches Säure-Basen-Profil zu erstellen.

Tipps für die Praxis

Um einen Säureüberschuss durch die Nahrung zu vermindern, empfehlen Ärzte nicht selten, weniger säuernde Lebensmittel zu verzehren. Dazu gehört beispielsweise der Verzicht auf Fleisch. Das ist allerdings nicht immer die Lösung. Ob ein Lebensmittel sauer, neutral oder basisch ist, lässt noch keinen Rückschluss auf seine gesundheitliche Wirkung zu. Gerade ältere Menschen benötigen eine hohe Eiweißzufuhr, um ihre Knochen- und Muskelsubstanz zu erhalten. Dazu ist aus ernährungswissenschaftlicher Sicht auch der Verzehr von Fleisch empfehlenswert.

Auf die Kombination kommt es an

Hinsichtlich des Säure-Basen-Haushalts kommt es vielmehr darauf an, die mit dem Eiweiß zugeführte Säure am besten in derselben Mahlzeit oder am selben Tag auszugleichen. Dazu empfiehlt sich die Kombination mit basenreichen Lebensmitteln wie Gemüse, Salat und Obst. Da jedoch oft eher neutrale oder leicht saure Lebensmittel aus der Gruppe der Getreideprodukte (z. B. Nudeln) zum Fleisch oder Fisch als Beilage kombiniert werden, bleibt nicht genügend Platz für die Basenträger auf dem Teller. Versuchen Sie täglich darauf zu achten, immer die gleiche Säure- und Basenmenge zu verzehren. Das bedeutet bei 50 mÄq Säure bei den Mahlzeiten einen Ausgleich mit 50 mÄq Basen. Mengenmäßig heißt das, dass Sie immer mehr Gemüse, Salat und Obst auf dem Teller haben sollten. Da die Säurelast pro Portion immer höher ist als der Basengehalt eines Lebensmittels, müssen Sie die Mengen anpassen: Zu 100 g Fleisch sind beispielsweise 400 g Gemüse ideal.

Guten Appetit mit diesen Tipps!

Die folgenden Regeln für eine ausgewogene, gesunde Ernährung helfen Ihnen, Ihre Säure-Basen-Balance noch besser im Auge zu behalten.

- Essen Sie zu jeder Mahlzeit basische Lebensmittel wie Gemüse, Salat oder Obst.
- Fisch, Fleisch und Käse sind wichtige Nährstofflieferanten – meiden Sie sie nicht, sondern gleichen Sie die Säurelast mit basischen Lebensmitteln aus!
- Denken Sie daran, dass Sie etwa die zwei- bis vierfache Menge an Gemüse verzehren sollten, um die in Fleisch enthaltene Säurebelastung auszugleichen!
- Kartoffeln sind gute Basenlieferanten.
- Essen Sie sich nicht an säuernden Getreideprodukten, wie etwa Brot, satt.
- Verzichten Sie öfter mal auf so genannte Sättigungsbeilagen wie Nudeln, Klöße oder Brot.
- Wenn Sie Brot essen, greifen Sie zu ballaststoffreichen Vollkornprodukten – auch wenn sie etwas saurer sind! So unterstützen Sie Ihre Verdauung.
- Süßigkeiten, Kuchen, Weißbrot, Brezeln etc. gehören zu den Genussmitteln und sollten nicht täglich auf dem Speiseplan stehen!
- Trinken Sie Softdrinks (Limonaden, Cola) nur selten. Bevorzugen Sie Saftschorlen oder Mineralwasser!
- Lassen Sie Zwischenmahlzeiten und Snacks weg! Gewöhnen Sie Ihren Körper auch an Pausen zur Verdauung. Ideal sind zwei bis drei Mahlzeiten am Tag. Entscheidend ist jedoch immer, was Sie auf dem Teller haben und nicht, wann Sie Ihre Mahlzeiten zu sich nehmen.
- Essen Sie nur wenig gehärtetes oder lange erhitztes Fett. Vermeiden Sie frittierte und panierte Gerichte.
- Eine gute Alternative für frisches Obst oder Gemüse sind Tiefkühl-Produkte. Auf TK-Fertiggerichte sollten Sie aufgrund der verwendeten Zusatzstoffe verzichten.

DIE BESTEN ENTSÄUERUNGSKUREN

In der Naturheilkunde haben Kuren zur Entsäuerung des Organismus ihren festen Platz. Jede Kur kann zwischen einer bis drei Wochen durchgeführt werden.

- **Heilfasten nach Buchinger:** Fasten mit Gemüsebrühe, Kräuter- und Früchtetees sowie frischen Säften.
- **Heilfasten nach F.X. Mayr:** Darmsanierung und Ausgleich der Übersäuerung mit Basenbrühe, Kräutertees und Gemüsestäbchen.
- **Basenfasten:** Konsequenter Verzicht auf alle sauren Lebensmittel. Täglich stehen drei rein basische Mahlzeiten mit Wasser und Kräutertees auf dem Programm.
- **Schrothkur:** Kalorienreduzierte, salzfreie und vegane Ernährung. Tägliche Schwitzpackungen, abwechselnde Trink- und Trockentage zur zusätzlichen Entwässerung (Drainage) des Bindegewebes.

Basenpräparate – pro & contra

Einen Säureausgleich können Sie auch durch die Einnahme von Basensupplementen erzielen. Im Handel sind verschiedene Produkte erhältlich.

Basensalze mit Carbonaten/Bikarbonaten

Diese Basensalze sind nur eingeschränkt empfehlenswert: Sie machen den Magen-pH-Wert schnell basisch. Um den für die Verdauung notwendigen sauren pH-Wert wieder herzustellen, stellt die Magenschleimhaut dann verstärkt Säure her, und eine entsprechende Menge Bikarbonat wird ins Blut abgegeben. Dieses wird in Form eines basischeren Urins rasch wieder über die Niere ausgeschieden. Der Löwenanteil der zugeführten Basen geht so wieder verloren. Der andere negative Aspekt dieser Basenpräparate ist die Säureneutralisierung im Magen. Dabei ist die Säure für die Freisetzung von Nährstoffen ungemein wichtig. Damit diese Säurewirkung nicht behindert wird, dürfen die Basensalze nicht gleichzeitig mit den Mahlzeiten eingenommen werden. Ältere Menschen mit einer eingeschränkten Magensäureproduktion sollten auf diese Basenpräparate möglichst verzichten. Ungünstig wirkt sich zudem aus, dass durch diese Salze Kohlendioxid (CO_2) im Magen entsteht, das zu unangenehmem Aufstoßen führen kann.

Basensalze mit Citraten

Basensalze mit Citraten sind dagegen weit sinnvoller: Bei Citraten handelt es sich um die Basen, die wir normalerweise auch mit unserer Nahrung zu uns nehmen. Sie beeinflussen den Magen-pH-Wert nur wenig, können begleitend zu den Mahlzeiten eingenommen werden und führen nicht zum unerwünschten Aufstoßen.
Der basische Effekt der Citrate kommt erst zum Tragen, wenn sie vor allem in der Leber verstoffwechselt werden. Dabei entsteht Bikarbonat, das ins Blut wandert. Hierdurch wird ständig dafür gesorgt, dass die Blutpufferkapazität erhalten bleibt.

Die richtige Dosis

Wie viel Basensalz pro Tag sinnvoll ist, ist von Mensch zu Mensch unterschiedlich. Schließlich muss nicht die gesamte mit der Nahrung aufgenommene Säuremenge neutralisiert werden. Abhängig von der Art der Ernährung reicht eine Teilneutralisierung aus, da eine gewisse Menge Säure ja bereits über die Nieren ausgeschieden wird. Untersuchungen zeigen, dass sich eine positive Wirkung bereits einstellt, wenn zusätzlich zu den Mahlzeiten täglich etwa 30 mÄq Base (in Form von Citrat) täglich eingenommen werden. Eine Basensubstitution in dieser Form sollte mindestens über einen Zeitraum von vier bis acht Wochen erfolgen, um das Bindegewebe ausreichend zu entsäuern.

Das A und O: Die richtige Ernährung

Der Mensch lebt seit etwa 100 000 Generationen auf der Erde. Vor ca. 10 000 – 20 000 Jahren, also vor gerade einmal 500 Generationen, entwickelte sich der Ackerbau. Landwirtschaftlich produzierte Lebensmittel spielen in der Ernährungsweise des Menschen also erst seit einer vergleichsweise kurzen Zeit eine Rolle. Zu kurz auf jeden Fall, um sich in unserem Stoffwechsel und unseren Nährstoffbedürfnissen niederzuschlagen. Schließlich vererbten sich im Lauf der Entwicklungsgeschichte des Menschen nur die Stoffwechselmechanismen, die auf Menge und Verfügbarkeit der Nahrungsmittel eingestellt waren.

Essen wie in der Steinzeit

Tatsächlich ist die Ernährungsweise, die uns nach wie vor am meisten bekommt, die der Jäger und Sammler. Sie unterscheidet sich ganz erheblich von der heutigen. So bestand der Hauptteil der Ur-Nahrung aus Fleisch oder Fisch. Ergänzt wurde die eiweißreiche Kost durch einen großen Anteil an Blättern, Früchten, Beeren, Wurzeln, Nüssen und Pilzen. Getreideprodukte sowie Milch waren dem Steinzeitmenschen unbekannt. Im Vergleich zu uns nahmen unsere Vorfahren eine wesentlich basenhaltigere Kost zu sich.

KOCHSALZ UND SÄURE-BASEN-HAUSHALT

Auch der Kochsalzgehalt Ihrer Ernährung hat einen großen Einfluss auf Ihren Säure-Basen-Haushalt. Durch ihn werden die Regulationsmechanismen der Nieren negativ beeinflusst. In der Lebensmitteltabelle ist deshalb auch der Kochsalzgehalt (NaCl in g/100 g oder in g/Portion) angegeben. Reduzieren Sie aus diesem Grund Ihre tägliche Kochsalzzufuhr auf unter 6 Gramm.

Was unsere Nahrung sauer macht

Sinnvollerweise hat uns die Natur mit einem Geschmackssinn für Saures ausgestattet, denn konzentrierte Säure kann ein erhebliches Gesundheitsrisiko darstellen. Mit vielen Lebensmitteln nehmen Sie beim Essen und Trinken Säure – allerdings in geringen Mengen – zu sich.
Auf die Frage, was unsere Nahrung sauer oder basisch macht, gibt Ihr Geschmack jedoch nicht unbedingt die richtige Antwort. Eine Zitrone schmeckt beispielsweise eindeutig sauer. Das liegt an ihren organischen Säuren, insbesondere der Zitronen- und Ascorbinsäure (Vitamin C). In weit größerer Menge sind darin jedoch Basen enthalten, die Sie allerdings nicht schmecken können – die Zitronensäuresalze. Tatsächlich weisen die meisten sauer schmeckenden Lebensmittel einen Basenüberschuss auf!

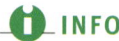
INFO

Häufig wird Zucker zu den sauren Lebensmitteln gerechnet, dabei ist er für den Säure-Basenstoffwechsel neutral. Allerdings kann er Sodbrennen fördern. Häufig wird auch Kaffee als »sauer« angesehen. Hinsichtlich der Säure-Basenbilanz wirkt Kaffee aber sogar leicht basisch. Allerdings kann auch Kaffee bei empfindlichen Personen zu Sodbrennen führen. Die im Kaffee enthaltenen Kaffeesäuren sind wichtige Antioxidanzien und beeinflussen den Säure-Basen-Haushalt nicht. Bei regelmäßigem Kaffeegenuss wird auch die Flüssigkeitsbilanz nicht negativ beeinflusst. Genießen Sie deshalb ruhig Ihren Kaffee!

Immer auf den Basenausgleich achten!

Es sind bestimmte Bestandteile des Nahrungseiweißes (Proteine), die säuernd auf den Stoffwechsel wirken. Proteine bestehen aus langen Ketten von insgesamt 20 verschiedenen Aminosäuren. Zwei von ihnen enthalten

Schwefel-Methionin und Cystein. Beim Abbau dieser schwefelhaltigen Aminosäuren entsteht Schwefelsäure, die den Körper belasten kann, sofern Sie nicht für einen vernünftigen Ausgleich durch basenreiche Nahrungsmittel sorgen. Denn auch die schwefelhaltigen Aminosäuren sind wichtig für den Organismus und sorgen im richtigen Maß auch für Ihre Gesundheit. Säureausgleichend wirken alle pflanzlichen Lebensmittel mit Ausnahme von Getreide und Getreideerzeugnissen. Durch ihren hohen Eiweißgehalt wirken Brot, Nudeln & Co säuernd.

SAURE UND BASISCHE LEBENSMITTEL

Um die Säure-Basen-Balance zu erhalten, müssen Sie mehr Basenspender verzehren:

- **stark sauer:** Eigelb, Garnelen, Getreidekeime, Hartkäse, Parmesan, Schmelzkäse (natur), Hafermehl, Laugengebäck, Löffelbiskuit
- **sauer:** Brot, Fisch, Fleisch, Gebäck, Haferflocken, Cornflakes, Käse, koffeinhaltige Limonaden (Cola), Nudeln, Reis (ungeschält), Spätzle, Weizenvollkornmehl, Wurst, Eiweiß
- **neutral:** Bier, Butter, Fette, Joghurt, Kefir, Milch, kaltgepresste Pflanzenöle (Oliven-, Raps-, Lein- oder Sonnenblumenöl), Speisesalz, Tee, Tofu (Sojaquark), weißer oder brauner Zucker, Trinkwasser, Tee (schwarz, grün), Früchtetee, Kräutertee
- **basisch:** Bikarbonat-reiches Mineralwasser, Fruchtsäfte (ohne Zuckerzusatz), Gemüse (frisch oder in TK-Qualität), Kartoffeln, Obst (Ananas, Apfel, Avocado, Banane, Birne, Brombeeren, Erdbeeren, Himbeeren, Melonen, Kiwi, Kirschen, Mango, Nektarine, Zitrusfrüchte), Pilze, Kaffee, Salat, Wein
- **Stark basisch:** Gewürze und Kräuter (frisch oder getrocknet), Trockenobst, wie z. B. Aprikosen, Datteln, Feigen und Rosinen, Kakao (ohne Zucker), Zuckerrübensirup, Pflaumen, Sojamehl, Sojabrot

Gesund essen mit der PRAL-Tabelle

Bei der genauen Einteilung von Lebensmitteln in sauer, neutral oder basisch gibt es in der Literatur viele Widersprüche. Häufig wird schlicht nicht unterschieden, ob sich ein Lebensmittel sauer oder basisch auf den Stoffwechsel oder aber nur anregend auf die Säurebildung im Magen auswirkt. Dabei spielt letzteres hinsichtlich der Säure-Basen-Balance im Körper gar keine Rolle (→ S. 7).
Auf der Basis von Untersuchungen insbesondere am Forschungsinstitut für Kinderernährung in Dortmund wurde ein Modell entwickelt, das eine zuverlässige Beurteilung von Lebensmitteln nach folgenden Faktoren zulässt:

- die Menge schwefelhaltiger Aminosäuren in einem Lebensmittel.
- die Menge seiner Basenbildner (organische Anionen), die sich durch den Mineralstoffgehalt errechnen lässt. Anionen kommen in Lebensmitteln immer in Kombination mit Mineralien vor.
- seine Resorptionsquote im Darm. Sie berücksichtigt, dass die verschiedenen Bestandteile unterschiedlich stark aufgenommen werden.

Anhand dieser Faktoren lässt sich der sogenannte PRAL-Wert berechnen.

WAS BEDEUTET PRAL?

PRAL kommt aus dem Englischen und steht für »potential renal acid load« = potenzielle Säurebelastung der Nieren. Vergleichende Untersuchungen zeigten, dass die mit Hilfe der PRAL-Tabelle errechnete Säurebelastung aus der Nahrung auch derjenigen entsprach, die mittels eines aufwändigen Messverfahrens im 24-Stundenurin gemessen wurde. Bei der Angabe des PRAL-Wertes wird die Maßeinheit Milliäquivalent (mÄq) verwendet. Ein mÄq Base (−1 mÄq) kann dabei ein mÄq Säure (+1 mÄq) ausgleichen.

Die Tabelle richtig handhaben

Die Lebensmittel in der PRAL-Tabelle sind jeweils mit einem negativen (–) oder positiven (+) Vorzeichen versehen. Die negativen Werte stehen für einen Basen-, die positiven für einen Säureüberschuss.

Hilfreich bei der Auswahl der richtigen Lebensmittel ist auch die Einteilung nach den folgenden Kriterien:
S = sauer, N = neutral (–1 bis +1 mÄq), B = basisch
Gesundheitsampel:
🔴 = selten verzehren; 🟡 = ab und zu erlaubt; 🟢 = häufig verzehren

AUF DIE KOMBINATION KOMMT ES AN

1 Portion Schweinebraten mit Soße (250 g)	+ 15,88 mÄq
Semmelknödel (200 g)	+ 5,75 mÄq
Kopfsalat (50 g)	– 1,89 mÄq
PRAL =	+ 19,74 mÄq
zum Vergleich:	
1 Portion Schweinebraten mit Soße (250 g)	+ 15,88 mÄq
Salzkartoffeln (250 g)	– 11,8 mÄq
Rotkohl (150 g)	– 6,91 mÄq
PRAL =	– 2,83 mÄq

Die Menge der einzelnen Inhaltsstoffe in Lebensmitteln ist immer natürlichen Schwankungen unterworfen. Je nach Sorte, Frischegrad und Zubereitungsweise kann sich der Säure- bzw. Basengehalt eines Lebensmittels deutlich verändern. Das wirkt sich umgehend auch auf seinen PRAL-Wert aus, der überdies auch noch durch die bei jedem Menschen unterschiedlichen Resorptionsbedingungen im Darm beeinflusst wird. Die in der Lebensmitteltabelle aufgeführten PRAL-Werte stellen deshalb nur Durchschnittswerte dar.

Die Lebensmitteltabelle

Die Angaben gelten für je 100 g verzehrfähiges Nahrungsmittel bzw. für eine Portion (jeweils in mÄq/100 g Nahrungsmittel oder in mÄq/Portion).

Lebensmittel (verzehrbarer Anteil pro 100 g)	PRAL-Wert mÄq	Kochsalz g	sauer	neutral	basisch	Gesundheits-Ampel
Brot und Backwaren						
Baguette	3,98	1,17	●			🟡
Hafervollkornbrot	3,98	1,08	●			🟢
Hirsebrot	4,00	1,31	●			🟢
Knäckebrot	5,73	1,70	●			🟢
Laugengebäck	16,62	1,96	●			🟡
Mehrkornbrot (Mischbrot)	2,75	1,00	●			🟢
Mehrkornbrötchen	2,84	1,07	●			🟢
Mehrkornknäckebrot	4,24	1,60	●			🟢
Pumpernickel	3,48	1,10	●			🟢
Roggenbrötchen	2,76	1,15	●			🟡
Roggenmischbrot	2,49	1,07	●			🟡
Roggenvollkornbrot	3,48	1,10	●			🟢
Rosinenbrot	−0,31	0,53		●		🔴
Salzgebäck	4,59	4,28	●			🔴
Semmelbrösel	4,67	1,00	●			🟡
Sojabrot	−9,07	0,00			●	🟢
Toastbrot (Weißbrot)	4,20	1,10	●			🟡
Weizenbrot (Weissbrot)	3,75	1,10	●			🟡
Weizenbrötchen	3,98	1,16	●			🟡
Weizenfladenbrot	3,75	1,10	●			🟡
Weizenvollkornbrot	5,25	1,08	●			🟢
Zwieback	4,69	0,62	●			🟡

Die Lebensmitteltabelle

Lebensmittel (verzehrbarer Anteil pro 100 g)	PRAL-Wert mÄq	Kochsalz g	sauer	neutral	basisch	Gesundheits-Ampel
Getreide, Getreideprodukte und Mehle						
Buchweizen, Vollkorn	2,42	0,00	●			🟢
Buchweizenmehl	−1,78	0,00			●	🟢
Bulgur	2,63	0,12	●			🟢
Gerstenschrot	3,91	0,03	●			🟢
Gerstenvollkornflocken	5,58	0,00	●			🟢
Grünkern, Vollkorn	7,50	0,00	●			🟢
Grünkernmehl	6,16	0,00	●			🟢
Hafer, ganzes Korn	7,90	0,00	●			🟢
Hafermehl	12,01	0,03	●			🟢
Haferschrot	7,90	0,00	●			🟢
Hafervollkornflocken	8,98	0,00	●			🟢
Hirse, ganzes Korn	2,46	0,00	●			🟢
Hirsemehl	0,27	0,00		●		🟢
Hirsevollkornflocken	10,77	0,00	●			🟢
Mais, Vollkorn	3,24	0,03	●			🟢
Mehrkornschrot	5,90	0,00	●			🟢
Puffmais	9,33	0,00	●			🟡
Reis, geschält	3,82	0,03	●			🟢
▪ natur	8,03	0,03	●			🟢
▪ parboiled	3,07	0,03	●			🟡
Roggenmehl Type 650	3,52	0,00	●			🟡
▪ Type 1370	1,75	0,00	●			🟢
Roggenschrot Type 1800	5,69	0,00	●			🟢
Roggenvollkorn	4,67	0,00	●			🟢
Sojamehl	−12,30	0,13			●	🟢
Weizenkleie	9,41	0,08	●			🟢
Weizenmehl Type 1700	8,14	0,00	●			🟢
▪ Type 405	4,98	0,00	●			🟢
▪ Type 550	6,05	0,00	●			🟡
Weizenvollkorn	6,71	0,03	●			🟢

Lebensmittel (verzehrbarer Anteil pro 100 g)	PRAL-Wert mÄq	Kochsalz g	sauer	neutral	basisch	Gesundheits-Ampel

Teigwaren und Nudeln

Lebensmittel	PRAL mÄq	Salz g	sauer	neutral	basisch	Ampel
Bandnudeln (Soja)	4,76	0,02	●			🟠
Eierteigwaren aus Weizen	6,89	0,04	●			🟠
Frischeiteigwaren	6,35	0,06	●			🟠
Makkaroni	6,89	0,05	●			🟠
Ravioli	3,98	0,54	●			🟠
Sojateigwaren	4,76	0,02	●			🟠
Spaghetti	6,89	0,05	●			🟠
Spätzle	6,89	0,04	●			🟠
Suppennudeln	6,89	0,04	●			🟠
Teigwaren aus Hartgrieß	6,29	0,01	●			🟠
Vollkornteigwaren	8,50	0,01	●			🟠
Vollkornteigwaren aus Weizen	8,50	0,01	●			🟠

Frühstückscerealien

Lebensmittel	PRAL mÄq	Salz g	sauer	neutral	basisch	Ampel
Buchweizengrütze, 200 g	0,76	0,88		●		🟠
Cornflakes	2,63	2,40	●			🟠
▪ mit Zucker/Honig geröstet	2,35	2,17	●			🔴
Früchte-Müsli	0,00	0,11		●		🟢
Gepuffte Getreide	7,74	0,00	●			🔴
Getreideflocken	8,98	0,00	●			🟢
Haferflocken mit Trockenobst	5,03	0,02	●			🟢
Mehrkornflocken mit Zucker/Honig geröstet	5,39	0,00				🟠
Müsli mit Milch, Zucker und Obst, 150 g	0,05	0,04		●		🟠
Puffreis	4,34	0,00	●			🟠
▪ mit Zucker/Honig geröstet	3,87	0,00	●			🟠
Puffweizen	7,74	0,00	●			🔴
Reiscrispies	1,09	2,70	●			🔴
Schokomüsli	3,81	0,16	●			🟠

Die Lebensmitteltabelle | 33

Lebensmittel (verzehrbarer Anteil pro 100 g)	PRAL-Wert mÄq	Kochsalz g	sauer	neutral	basisch	Gesundheits-Ampel
Kuchen, Torten und Kekse						
Amerikaner aus Rührteig	5,37	0,14	●			🟡
Apfelkuchen (Rührteig)	1,93	0,09	●			🟢
Apfelstrudel	−1,82	0,07			●	🟢
Berliner (Krapfen)	4,75	0,62	●			🟡
Bienenstich	1,66	0,12	●			🟢
Biskuitrolle	3,49	0,08	●			🟡
Blätterteigaprikosenteilchen	−0,17	0,41		●		🟡
Butterkeks	5,38	0,56	●			🟡
Croissant	3,71	0,94	●			🔴
Hefezopf	2,31	0,18	●			🟡
Honigkuchen	3,36	0,10	●			🟡
Käsekuchen, Mürbeteig	5,22	0,12	●			🟢
Linzertorte	3,79	0,08	●			🟡
Löffelbiskuit	14,05	0,24	●			🟡
Marmorkuchen	6,00	1,08	●			🟡
Muffins	2,71	0,32	●			🟡
Nürnberger Lebkuchen	2,02	0,05	●			🟡
Nussecke	1,38	0,08	●			🟡
Nusskuchen	3,28	0,08	●			🟡
Obsttorten aus Rührteig	2,97	0,23	●			🟢
Plätzchen aus Rührteig	5,37	0,14	●			🟡
Plundergebäck	1,89	0,13	●			🟡
Sachertorte	3,20	0,17	●			🔴
Sandkuchen	3,43	0,11	●			🟡
Schokoladentorte	2,62	0,13	●			🟡
Schwarzwälder Kirschtorte	1,60	0,11	●			🔴
Spekulatius	4,90	0,08	●			🟡
Stollen, Dresdner	−0,01	0,03		●		🟢
Streuselkuchen (Hefeteig)	2,76	0,03	●			🟡
Vollkornkeks	9,19	0,76	●			🟡

Lebensmittel (verzehrbarer Anteil pro 100 g)	PRAL-Wert mÄq	Kochsalz g	sauer	neutral	basisch	Gesundheits-Ampel

Eier

Eigelb	23,48	0,11	●			🟢
Eiweiß	2,38	0,29	●			🟢
Hühnerei (Vollei)	9,96	0,30	●			🟢

Backzutaten und Teige

Agar-Agar	−25,36	0,00			●	🟢
Backpulver	296,21	0,05	●			🟡
Gelatine	40,74	0,00	●			🟢
Strudelteig	5,65	0,27	●			🟡

Obst

Acerola	−1,72	0,01			●	🟢
Ananas	−3,45	0,01			●	🟢
Apfel	−2,36	0,00			●	🟢
Aprikose	−5,15	0,00			●	🟢
▪ getrocknet	−30,50	0,00			●	🟢
Avocado	−8,66	0,01			●	🟢
Banane	−7,46	0,00			●	🟢
Birne	−2,21	0,00			●	🟢
Brombeere	−3,56	0,01			●	🟢
Dattel (getrocknet)	−12,17	0,00			●	🟢
Erdbeere	−2,54	0,01			●	🟢
Feige	−4,45	0,00			●	🟢
▪ getrocknet	−20,18	0,04			●	🟢
Granatapfel	−4,97	0,02			●	🟢
Grapefruit	−3,07	0,00			●	🟢
Guave	−5,02	0,01			●	🟢
Hagebutte	−3,30	0,02			●	🟢
Heidelbeere	−0,96	0,00		●		🟢
Himbeere	−2,84	0,00			●	🟢

Die Lebensmitteltabelle | 35

Lebensmittel (verzehrbarer Anteil pro 100 g)	PRAL-Wert mÄq	Kochsalz g	sauer	neutral	basisch	Gesundheits-Ampel
Honigmelone	−5,39	0,03			●	○
Johannisbeere, rot	−4,23	0,01			●	○
▪ schwarz	−6,14	0,01			●	○
▪ weiß	−4,84	0,01			●	○
Kaki	−2,81	0,01			●	○
Kantalupe	−5,39	0,03			●	○
Kiwi	−5,51	0,00			●	○
Limette	−1,64	0,01			●	○
Litschi	−2,44	0,01			●	○
Mandarine	−3,40	0,00			●	○
Mango	−3,40	0,01			●	○
Mirabelle	−3,81	0,00			●	○
Nektarine	−3,51	0,01			●	○
Orange	−3,17	0,00			●	○
Papaya	−4,92	0,01			●	○
Passionsfrucht	−3,29	0,06			●	○
Pfirsich	−2,77	0,00			●	○
Pflaume	−3,61	0,00			●	○
▪ getrocknet	−19,96	0,00			●	○
Preiselbeere, frisch	−1,29	0,01			●	○
Preiselbeermarmelade	−0,49	0,00		●		○
Quitte	−3,59	0,00			●	○
Rosinen	−11,94	0,00			●	○
Sauerkirsche	−1,58	0,01			●	○
Schlehe	−5,08	0,00			●	○
Stachelbeere	−3,39	0,00			●	○
Süßkirsche	−3,71	0,01			●	○
Walderdbeere	−2,54	0,01			●	○
Wassermelone	−2,84	0,00			●	○
Weintraube, rot	−3,38	0,00			●	○
▪ weiß	−3,38	0,00			●	○
Zitrone	−3,05	0,01			●	○

Lebensmittel (verzehrbarer Anteil pro 100 g)	PRAL-Wert mÄq	Kochsalz g	sauer	neutral	basisch	Gesundheits-Ampel

Gemüse, Salat und Kräuter

Lebensmittel	PRAL-Wert mÄq	Kochsalz g	sauer	neutral	basisch	Gesundheits-Ampel
Artischocken	−3,30	0,07			●	○
Aubergine	−3,89	0,01			●	○
Basilikum	−6,95	0,00			●	○
Blattspinat	−12,08	0,10			●	○
▪ tiefgefroren	−11,21	0,09			●	○
Bleichsellerie	−5,99	0,21			●	○
Blumenkohl	−4,35	0,04			●	○
Bohnen, grün	−3,87	0,01			●	○
Bohnenkraut	−8,18	0,00			●	○
Borretsch	−9,59	0,00			●	○
Brokkoli	−4,64	0,05			●	○
Brunnenkresse	−5,74	0,03			●	○
Chicoree	−3,15	0,02			●	○
Chinakohl	−2,46	0,03			●	○
Dill	−12,35	0,00			●	○
Eisbergsalat	−2,56	0,04			●	○
Endivien	−5,26	0,12			●	○
Erbsen, grün	−0,33	0,01		●		○
▪ grün, getrocknet	1,26	0,00			●	○
Estragon	−9,62	0,00			●	○
Feldsalat	−6,62	0,02			●	○
Fenchel	−9,77	0,05			●	○
Fenchelsamen	−35,37	0,20			●	○
Gemüsepaprika, gelb	−3,59	0,01			●	○
▪ grün	−2,51	0,01			●	○
▪ rot	−4,21	0,01			●	○
Grünkohl	−7,87	0,10			●	○
Gurke	−2,30	0,02			●	○
Kerbel	−15,50	0,00			●	○
Knoblauch	−3,36	0,00			●	○

Die Lebensmitteltabelle | 37

Lebensmittel (verzehrbarer Anteil pro 100 g)	PRAL-Wert mÄq	Kochsalz g	sauer	neutral	basisch	Gesundheits-Ampel
▪ getrocknet	−5,70	0,08			●	○
Knollensellerie	−4,07	0,19			●	○
Kohlrabi	−6,79	0,07			●	○
Kohlrübe	−4,32	0,03			●	○
Kopfsalat	−3,78	0,02			●	○
Kresse	−11,91	0,01			●	○
Kürbis	−2,56	0,00			●	○
Lauchzwiebel	−5,61	0,03			●	○
Liebstöckel	−7,56	0,00			●	○
Lorbeer	−2,78	0,00			●	○
Löwenzahn	−8,37	0,17			●	○
Majoran	−7,85	0,00			●	○
Mangold	−8,80	0,17			●	○
Meerrettich	−10,02	0,02			●	○
Möhre	−5,17	0,09			●	○
Okra	−5,34	0,01			●	○
Oliven grün	−1,21	0,00			●	○
▪ grün, gesäuert	−1,37	5,35			●	○
▪ schwarz	−0,48	0,05		●		○
▪ schwarz, gesäuert	−0,10	6,25		●		○
Oregano	−9,82	0,00			●	○
Pak-Choi	−2,46	0,03			●	○
Pastinake	−7,88	0,02			●	○
Perlzwiebel	−3,44	0,00			●	○
Petersilie	−15,50	0,10			●	○
Pfefferminze	−4,33	0,00			●	○
Pfefferschote, grün	−3,04	0,00			●	○
▪ rot	−7,67	0,00			●	○
Pimpinelle	−7,56	0,00			●	○
Porree	−3,85	0,01			●	○
Portulak	−11,57	0,01			●	○
Radicchio	−4,26	0,02			●	○

Lebensmittel (verzehrbarer Anteil pro 100 g)	PRAL-Wert mÄq	Kochsalz g	sauer	neutral	basisch	Gesundheits-Ampel
Radieschen	−4,50	0,04			●	🟢
Rettich	−5,67	0,03			●	🟢
Romanasalat	−4,27	0,02			●	🟢
Rosenkohl	−4,59	0,02			●	🟢
Rosmarin	−6,12	0,00			●	🟢
Rotkohl	−4,61	0,01			●	🟢
Salbei	−7,43	0,00			●	🟢
Sauerampfer	−5,65	0,01			●	🟢
Sauerkraut	−4,71	0,90			●	🟢
Schalotte	−4,64	0,03			●	🟢
Schnittlauch	−6,51	0,00			●	🟢
Schwarzwurzel	−5,90	0,01			●	🟢
Spargel, weiß	−2,35	0,01			●	🟢
Spinat	−12,08	0,10			●	🟢
▪ tiefgefroren	−11,21	0,09			●	🟢
Spitzkohl	−3,97	0,01			●	🟢
Suppengrün	−4,66	0,13			●	🟢
Teltower Rübchen	−5,95	0,13			●	🟢
Thymian	−5,67	0,00			●	🟢
Tomate	−4,17	0,01			●	🟢
Topinambur	−6,75	0,01			●	🟢
Wacholder	−7,56	0,00			●	🟢
Weiße Rübe	−4,42	0,11			●	🟢
Weißkohl	−3,86	0,03			●	🟢
Wirsing	−2,89	0,02			●	🟢
Wurzelpetersilie	−6,04	0,03			●	🟢
Zitronenmelisse	−7,56	0,00			●	🟢
Zucchini	−3,88	0,00			●	🟢
Zuckermais	−1,64	0,00			●	🟢
▪ Konserve	0,43	0,57	●			🟢
Zwiebel	−1,74	0,03			●	🟢
▪ getrocknet	−14,83	0,24			●	🟢

Die Lebensmitteltabelle | 39

Lebensmittel (verzehrbarer Anteil pro 100 g)	PRAL-Wert mÄq	Kochsalz g	sauer	neutral	basisch	Gesundheits-Ampel
Gemüsekonserven						
Bohnensalat	−2,74	0,50			●	🟢
Cornichons	−1,45	0,88			●	🟢
Erbsen, grün	1,81	0,57	●			🟢
Gewürzgurken	−1,45	0,88			●	🟢
Gurke, süß-sauer	−2,14	1,70			●	🟢
Kohlroulade	−0,18	0,23		●		🟢
Kürbis	−1,43	0,75			●	🟢
Mixed Pickles	−2,04	0,66			●	🟢
Möhrensalat	−3,60	0,56			●	🟢
Rote Bete	−4,09	0,58			●	🟢
Selleriesalat	−2,86	0,62			●	🟢
Senfgurke	−1,65	0,80			●	🟢
Tomaten	−2,31	0,51			●	🟢
Tomaten-Paprika	−2,94	0,50			●	🟢
Kartoffeln und Kartoffelprodukte						
Berner Rösti	−3,88	0,45			●	🟡
Chips	−15,22	1,15			●	🔴
Kartoffelbreipulver	−11,70	0,36			●	🟡
Kartoffelchips	−15,22	1,16			●	🔴
Kartoffelflocken (Trockenprodukt)	−11,70	0,37			●	🟡
Kartoffelkloß (Trockenprodukt)	−8,34	2,93			●	🟡
▪ gekocht	−5,06	3,00			●	🟡
Kartoffeln	−6,14	0,01			●	🟢
Kartoffelstärke (Mehl)	−0,41	0,00		●		🟡
Kartoffelsticks	−17,63	1,80			●	🟡
Knödelmehl	−8,34	2,95			●	🟡
Knödelpulver, halb und halb	−2,83	3,04			●	🟡
Kroketten	−1,98	0,34			●	🟡
Pommes Frites	−6,14	0,01			●	🟡

Lebensmittel (verzehrbarer Anteil pro 100 g)	PRAL-Wert mÄq	Kochsalz g	sauer	neutral	basisch	Gesundheits-Ampel
Pilze						
Champignon	−3,18	0,02			●	○
▪ Konserve	−1,57	0,78			●	○
Morchel	−1,78	0,01			●	○
Pfifferling	−7,44	0,01			●	○
Shiitakepilz	−1,08	0,01			●	○
▪ getrocknet	−4,46	0,04			●	○
Steinpilz	−2,74	0,02			●	○
Trüffel	−6,75	0,05			●	○
Waldpilze	−3,80	0,01			●	○
Hülsenfrüchte und -produkte						
Bohne, weiß	−9,97	0,02			●	○
Erbsen	1,69	0,07	●			○
▪ Konserve	0,65	0,20		●		○
Hülsenfruchtgerichte (Konserven)	−1,32	0,44			●	○
Kichererbsen	2,11	0,07	●			○
▪ getrocknet	10,22	0,08	●			○
Kidneybohnen (Konserve)	−2,06	0,49			●	○
Limabohnen	−20,15	0,03			●	○
▪ Konserve	−5,06	0,50			●	○
Linsen	4,81	0,10	●			○
Miso (Soja)	5,56	7,09	●			○
Mungobohnen	14,38	0,02	●			○
Sojaaufschnitt	5,49	1,27	●			○
Sojabohnen	−9,07	0,02			●	○
Sojabratlinge (nass)	6,43	1,45	●			○
Sojafleisch (milchnass)	5,47	0,17	●			○
Sojamilch	−0,63	0,00		●		○
Sojapaste	−3,04	1,00			●	○
Sojasauce	−3,41	3,00			●	○

Lebensmittel (verzehrbarer Anteil pro 100 g)	PRAL-Wert mÄq	Kochsalz g	sauer	neutral	basisch	Gesundheits-Ampel
Tahin aus rohem Sesam	19,80	0,15	●			🟢
Tempeh	5,09	0,00	●			🟢
Tofu, fest	0,33	0,02		●		🟢
▪ frisch	2,60	0,02	●			🟢
Vegetarische Pastete mit Gemüse, natriumarm	7,86	0,52	●			🟢
▪ mit Kräutern, natriumarm	8,35	0,56	●			🟢
▪ mit Pilzen	–0,96	0,64		●		🟢

Nüsse und Samen

Cashewnuss	4,47	0,03	●			🟢
Edelkastanie (Marone)	–9,73	0,02			●	🟢
Erdnuss	6,68	0,01	●			🟢
Erdnüsse, geröstet und gesalzen	5,66	1,95	●			🔴
Erdnussmus	5,03	0,01	●			🔴
Haselnuss	–1,96	0,00			●	🟢
Kokosnuss	–3,43	0,08			●	🟢
Kürbiskern	14,59	0,05	●			🟢
Leinsamen	13,79	0,00	●			🟢
Macadamianuss	1,30	0,02	●			🟢
Mandel, bitter	0,76	0,02		●		🟡
▪ süß	0,76	0,02		●		🟢
Mohn	–0,97	0,05		●		🟢
Paranuss	10,70	0,00	●			🟢
Pekannuss	0,62	0,00		●		🟢
Pinienkerne	11,58	0,00	●			🟢
Pistazie	0,26	0,02		●		🟢
▪ geröstet und gesalzen	–0,32	1,95		●		🟡
Sesam	2,64	0,00	●			🟢
Sonnenblumenkerne	7,40	0,00	●			🟢
Studentenfutter	–1,59	0,04			●	🟢
Walnuss	6,17	0,00	●			🟢

Lebensmittel (verzehrbarer Anteil pro 100 g)	PRAL-Wert mÄq	Kochsalz g	sauer	neutral	basisch	Gesundheits-Ampel

Sprossen und Keime

Bambussprossen, frisch	−7,03	0,01			●	🟢
▪ Konserve	−2,21	0,68			●	🟢
Bohnensprossen	−4,20	0,00			●	🟢
Erbsen, gekeimt, frisch	1,17	0,00	●			🟢
Getreidesprossen	1,73	0,00	●			🟢
Kichererbsen, gekeimt	1,17	0,00	●			🟢
Linsen, gekeimt, frisch	2,69	0,00	●			🟢
Luzernensprossen (Alfalfa)	1,77	0,00	●			🟢
Mungobohnensprossen	−0,17	0,00		●		🟢
Sojasprossen	−0,43	0,08		●		🟢
▪ Konserve	1,56	0,75	●			🟢

Pflanzenfette und -öle

Kokosfett	0,36	0,00		●		🟡
Leinöl	−0,02	0,00		●		🟢
Maiskeimöl	−0,22	0,00		●		🟢
Margarine	−0,15	0,26		●		🟡
Olivenöl	0,02	0,00		●		🟢
Rapsöl	−0,02	0,00		●		🟢
Sesamöl	−0,45	0,00		●		🟢
Sojaöl	−0,02	0,00		●		🟢
Sonnenblumenöl	−0,02	0,00		●		🟢
Walnussöl	−0,02	0,00		●		🟢
Weizenkeimöl	−0,02	0,00		●		🟢

Milch und Milchprodukte

Butter	0,49	0,01		●		🟢
▪ halbfett	0,07	0,20		●		🟢
Buttermilch	−0,01	0,16		●		🟢
Crème fraîche	0,07	0,08		●		🟢

Die Lebensmitteltabelle | 43

Lebensmittel (verzehrbarer Anteil pro 100 g)	PRAL-Wert mÄq	Kochsalz g	sauer	neutral	basisch	Gesundheits-Ampel
Dickmilch (Sauermilch), 1,5 % Fett	0,13	0,13		●		○
▪ 10 % Fett	0,34	0,13		●		○
▪ 3,5 % Fett	0,34	0,13		●		○
Joghurt, natur, 1,5 % Fett	−0,37	0,13		●		○
▪ 3,5 % Fett	−0,05	0,13		●		○
▪ mager	0,08	0,13		●		○
▪ 10 % Fett	0,06	0,13		●		○
Kefir	0,34	0,13		●		○
Kondensmilch	0,05	0,25		●		○ (orange)
Kuhmilch (Vorzugsmilch), vollfett	0,06	0,12		●		○
▪ halbfett, 1,5 % Fett	0,39	0,13		●		○
▪ mager	0,16	0,13		●		○
▪ vollfett, 3,5 % Fett	0,04	0,13		●		○
Milchmischerzeugnisse fettarm, mit Kakao	−0,27	0,16		●		○
Molke	−1,88	0,12			●	○
Sahne	0,05	0,07		●		○
Saure Sahne	0,17	0,12		●		○
Schafsmilch	1,97	0,12	●			○
Schmand	0,07	0,08		●		○
Schwedenmilch, vollfett	0,15	0,13		●		○
Ziegenmilch	−0,31	0,11		●		○

Käse

Appenzeller, Rahmstufe	17,51	1,53	●			○
Bel Paese, Rahmstufe	14,97	3,30	●			○
Bergkäse, Rahmstufe	21,45	1,03	●			○
Blauschimmelkäse, Rahmstufe	13,77	2,97	●			○
Brie	10,13	1,53	●			○
Butterkäse	13,09	1,80	●			○
Camembert	12,28	1,97	●			○
Chester	19,18	1,63	●			○

Lebensmittel (verzehrbarer Anteil pro 100 g)	PRAL-Wert mÄq	Kochsalz g	sauer	neutral	basisch	Gesundheits-Ampel
Danablu, Rahmstufe	14	0,96	●			○
Edamer	18,51	1,67	●			○
Edelpilzkäse	13,37	2,97	●			○
Emmentaler	21,54	0,70	●			○
Esrom, Vollfettstufe	13,33	0,54	●			○
Fortina	21,43	0,49	●			○
Gorgonzola	8,74	2,97	●			○
Gouda	18,75	1,63	●			○
Greyerzer	20,35	0,87	●			○
Hüttenkäse	8,43	0,83	●			○
Kochkäse	11,84	1,00	●			○
Kümmelkäse, Rahmstufe	16,95	1,77	●			○
Limburger	13,67	1,97	●			○
Molkenkäse	13,36	0,03	●			○
Mozzarella	11,50	1,15	●			○
Münster	13,65	2,47	●			○
Parmesan	24,73	2,80	●			○
Quark	8,86	0,10	●			○
Ricotta, Doppelrahmstufe	8,62	0,23	●			○
Romadur	13,46	2,47	●			○
Roquefort	13,31	3,97	●			○
Sauermilchkäse	20,61	2,13	●			○
Schafskäse (Feta)	12,00	3,13	●			○
Scheiblettenkäse	25,91	0,44	●			○
Schichtkäse	7,34	0,10	●			○
Schmelzkäse	23,48	1,43	●			○
Stilton, Doppelrahmstufe	15,91	2,33	●			○
Tilsiter	18,59	1,83	●			○
Trappistenkäse	17,44	0,44	●			○
Weinkäse, Doppelrahmstufe	9,21	1,97	●			○
▪ Rahmstufe	13,99	1,97	●			○
Weißlacker, Fettstufe	13,70	0,99	●			○

Die Lebensmitteltabelle | 45

Lebensmittel (verzehrbarer Anteil pro 100 g)	PRAL-Wert mÄq	Kochsalz g	sauer	neutral	basisch	Gesundheits-Ampel
Nichtalkoholische Getränke						
Acerolasaft	−1,48	0,01			●	🟢
Ananassaft	−3,02	0,01			●	🟢
Apfelsaft	−2,03	0,01			●	🟢
Birnensaft	−1,88	0,01			●	🟢
Bohnenkaffee	−1,40	0,00			●	🟢
Brombeersaft	−3,17	0,01			●	🟢
Cola Mix	0,77	0,02		●		🔴
Colagetränk	1,75	0,01	●			🔴
Früchtetee (Getränk)	−0,24	0,00		●		🟢
Grapefruitsaft	−2,60	0,01			●	🟢
Himbeersaft	−2,52	0,01			●	🟢
Instantkaffee	−0,74	0,00		●		🟢
Kirschsaft	−3,14	0,01			●	🟢
Kräutertee (Getränk)	−0,24	0,00		●		🟢
Limettensaft	−1,30	0,01			●	🟢
Malzkaffee (Getränk)	−0,39	0,00		●		🟢
Mangosaft	−2,97	0,01			●	🟢
Mineralwasser mit Kohlensäure	−0,76	0,01		●		🟢
▪ still	−0,72	0,01		●		🟢
Orangenlimonade	−0,22	0,02		●		🔴
Orangensaft	−2,77	0,01			●	🟢
Pfirsichsaft	−2,29	0,01			●	🟢
Pflaumensaft	−3,05	0,01			●	🟢
Roter Traubensaft	−2,80	0,01			●	🟢
Sauerkirschsaft	−1,25	0,01			●	🟢
Tee, grün (Getränk)	−0,45	0,00		●		🟢
▪ schwarz (Getränk)	−0,45	0,00		●		🟢
Trinkwasser	−0,09	0,01		●		🟢
Zitronenlimonade	−0,22	0,02		●		🔴
Zitronensaft	−2,27	0,01			●	🟢

Lebensmittel (verzehrbarer Anteil pro 100 g)	PRAL-Wert mÄq	Kochsalz g	sauer	neutral	basisch	Gesundheits-Ampel
Alkoholische Getränke						
Altbier (Vollbier), obergärig	−0,05	0,02		●		🟡
Apfelwein	−1,94	0,01			●	🟡
Bier Dunkel	−0,23	0,01		●		🟡
▪ Hell	0,20	0,01		●		🟡
▪ Kölsch	−0,14	0,02		●		🟡
▪ mit Limonade	−0,02	0,01		●		🟡
▪ alkoholfrei (<0,5 Gew% Alkohol)	−0,19	0,01		●		🟡
Burgunder	−1,32	0,02			●	🟡
Calvados	−0,07	0,00			●	🟡
Champagner	−1,02	0,01			●	🟡
Cognac	−0,07	0,00			●	🟡
Doppelbock	0,24	0,01		●		🟡
Eierlikör	3,23	0,00	●			🟡
Fruchtsaftlikör	0,02	0,00			●	🟡
Hefeweizenbier, obergärig	−0,13	0,01		●		🟡
Klare Branntweine (klare Spirituosen)	0,20	0,00			●	🟡
Kräuter-/Gewürz-/Bitterlikör	0,09	0,00			●	🟡
Madeira	−2,22	0,02			●	🟡
Most	−2,05	0,01			●	🟡
Pils Hell	−0,04	0,01		●		🟡
Portwein	−1,38	0,02			●	🟡
Rotwein (Qualitätswein)	−1,82	0,01			●	🟡
Sekt	−1,02	0,01			●	🟡
Sherry, trocken	−1,12	0,02			●	🟡
Weinbrand	−0,07	0,00			●	🟡
Weingeist	−0,07	0,00			●	🟡
Weißwein, lieblich	−2,20	0,02			●	🟡
▪ trocken	−1,73	0,01			●	🟡
Wermut, süß	−0,59	0,02		●		🟡
▪ trocken	−0,75	0,02		●		🟡

Lebensmittel (verzehrbarer Anteil pro 100 g)	PRAL-Wert mÄq	Kochsalz g	sauer	neutral	basisch	Gesundheits-Ampel
Gewürze und Marinaden						
Anis	−18,21	0,00			●	🟢
Apfelessig	−2,17	0,00			●	🟢
Brühe, gekörnt	19,44	61,00	●			🟡
Chili (Cayennepfeffer)	−31,45	0,00			●	🟢
Currypulver	−32,81	5,00			●	🟢
Gewürznelken	−32,34	0,00			●	🟢
Kapern	−32,34	0,00			●	🟢
Kardamom	−19,61	0,00			●	🟢
Koriander	−22,95	0,00			●	🟢
Kräutersalz	−3,81	88,00			●	🟢
Kreuzkümmel	−23,62	0,00			●	🟢
Kurkuma	−46,67	0,00			●	🟢
Mango-Chutney	−2,46	0,30			●	🟢
Meersalz	−2,76	96,00			●	🟢
Muskatnuss	−3,76	0,00			●	🟢
Obstessig	−2,17	0,00			●	🟢
Paprika	−36,22	0,00			●	🟢
Pfeffer, grün	1,57	0,00	●			🟢
▪ schwarz	−25,36	0,00			●	🟢
▪ weiß	4,37	0,00	●			🟢
Senf	2,71	3,20			●	🟢
Speisesalz	−0,90	98,00		●		🟢
Speisewürze	24,40	0,00	●			🟢
Tabasco	−6,75	20,00			●	🟡
Tomatenketchup	−8,90	3,00			●	🟡
Tomatenmark	−19,70	0,60			●	🟢
Vanilleschote	−23,75	0,00			●	🟢
Weinessig	−1,26	0,07			●	🟢
Worcestersauce	−13,47	6,00			●	🟡
Zimt	−23,75	0,00			●	🟢

Lebensmittel (verzehrbarer Anteil pro 100 g)	PRAL-Wert mÄq	Kochsalz g	sauer	neutral	basisch	Gesundheits-Ampel
Saucen und Dressings						
Apfel-Meerrettich-Sauce	−4,23	0,43			●	🟢
Barbecuesauce	−4,57	1,24			●	🟡
Béchamelsauce	0,28	0,56	●			🟢
Bratensauce, dunkel (Konserve)	0,73	1,00		●		🟢
Chilisauce (Sambal Oelek)	−12,62	0,85			●	🟢
Cocktail-Dressing	−0,15	3,00		●		🟢
Cumberlandsauce	−2,06	0,38			●	🟢
Currysauce	−3,35	0,81			●	🟢
Dillsauce	2,29	0,55	●			🟡
Eiersauce	2,11	0,55	●			🟡
Essig-Kräuter-Sauce	−1,71	0,46			●	🟢
Essig-Öl-Marinade (Vinaigrette)	−0,79	0,76		●		🟢
Fleischbrühe	−2,42	0,63			●	🟢
Fleischsauce, dunkel	−1,36	0,57			●	🟡
Frankfurter grüne Kräutersauce	−0,80	0,62		●		🟢
French Dressing	−0,97	4,95		●		🟡
Grillsauce, mexikanisch	−9,27	3,15			●	🟡
Hackfleischsauce, italienisch	−1,36	0,57			●	🟡
Heringssauce	2,69	0,81	●			🟡
Holländische Sauce	6,61	0,53	●			🔴
Italian Dressing	−5,54	5,95			●	🟡
Joghurt-Dressing	−0,39	0,60		●		🟢
Joghurt-Salatsauce	−1,02	0,49			●	🟢
Kapernsauce	−0,14	0,66		●		🟢
Käse-Dressing mit Parmesankäse	5,17	1,10	●			🟡
Käsesauce	1,12	0,53	●			🟡
Kräuter-Sahne-Sauce	2,12	0,97	●			🟡
Luan-Dressing (süßsauer)	−2,28	0,23			●	🟢
Madeirasauce	−1,98	0,49			●	🟢
Mandelsauce	0,15	0,23		●		🟢

Die Lebensmitteltabelle | 49

Lebensmittel (verzehrbarer Anteil pro 100 g)	PRAL-Wert mÄq	Kochsalz g	sauer	neutral	basisch	Gesundheits-Ampel
Mayonnaise	1,92	0,86	●			🟡
▪ leicht	5,50	0,73	●			🟡
Meerrettichsauce	−4,04	1,00			●	🟢
Pfeffersauce	−4,60	0,47			●	🟢
Pilzsauce mit Sahne	−2,04	0,43			●	🟢
Preiselbeersauce	−0,81	0,00		●		🟢
Quarksauce mit Kräutern	1,26	0,61	●			🟡
Remouladensauce	2,07	0,82	●			🟡
Roquefort-Dressing	3,45	1,22	●			🟡
Roquefort-Salatdressing	−0,29	3,15		●		🟡
Rotweinsauce	−2,30	0,01			●	🟢
Russische Sauce	10,46	1,08	●			🟡
Russisches Salatdressing	−1,59	3,70			●	🟡
Sago	−0,41	0,00		●		🟢
Salatsauce, italienisch	−0,62	0,95		●		🟢
▪ mit Meerrettich	−0,99	0,68		●		🟢
▪ mit saurer Sahne	−1,57	0,52			●	🟢
Sardellensauce	−1,65	0,76			●	🟢
Sauce Béarnaise	2,45	0,52	●			🟡
Sauce Mornay	3,36	0,70	●			🟡
Senfsauce	0,18	0,67		●		🟡
Sherrysauce	1,22	0,55	●			🟡
Thousand-Island-Salatdressing	0,62	3,10		●		🟡
Tomatenketchup	−8,90	3,00			●	🟡
Tomatensauce, italienisch	−6,59	0,47			●	🟢
▪ mit Tomatenmark	−10,27	0,71			●	🟢
▪ von Béchamelsauce	−3,64	0,55			●	🟢
Tzatziki	−0,89	0,57		●		🟢
Vanillesauce	1,26	0,13	●			🟡
Wildsauce	0,34	0,44		●		🟡
Zitronenmarinade	−1,48	0,76			●	🟢
Zwiebelsauce	−0,18	0,62		●		🟢

Lebensmittel (verzehrbarer Anteil pro 100 g)	PRAL-Wert mÄq	Kochsalz g	sauer	neutral	basisch	Gesundheits-Ampel
Frühstücksaufstriche						
Fruchtsirup	−0,84	0,00		●		🟢
Gelee	−0,95	0,00		●		🟡
Honig	−0,39	0,00		●		🟡
Konfitüre	−1,09	0,00			●	🟡
Marmelade	−0,93	0,00		●		🟡
Melassesirup (Rübensirup)	−39,28	0,25			●	🟢
Nuss-Nougat-Creme	−1,94	0,05			●	🟡
Pflaumenmus	−2,66	0,00			●	🟢
Süßwaren						
Bitterschokolade	−11,45	0,00			●	🟡
Eiskonfekt	−3,71	0,01			●	🟡
Fruchtgummi	−14,46	0,13			●	🔴
Fruchtzucker	−0,06	0,00		●		🔴
Kakaopulver	−20,79	0,00			●	🟡
Kandierte Früchte	−2,48	0,03			●	🟡
Lakritze	−0,38	0,00		●		🔴
Marzipan	0,19	0,00		●		🟡
Müsliriegel	−0,02	0,00		●		🟡
Nougat	−2,14	0,00			●	🔴
Ovomaltine	−2,58	0,00			●	🟡
Rumkugeln	−3,03	0,02			●	🟡
Schaumzuckerwaren	0,84	0,07	●			🔴
Schokodragées	−5,39	0,03			●	🔴
Schokolade, weiß	−0,18	0,20		●		🔴
Traubenzucker	−0,06	0,00		●		🔴
Vollmilchschokolade	−1,30	0,15			●	🔴
Zartbitterschokolade	−7,52	0,00			●	🟡
Zucker, weiß	−0,06	0,00		●		🔴
▪ braun (Rohzucker)	−2,08	0,00			●	🟡

Die Lebensmitteltabelle

Lebensmittel (verzehrbarer Anteil pro 100 g)	PRAL-Wert mÄq	Kochsalz g	sauer	neutral	basisch	Gesundheits-Ampel
Fisch & Meeresfrüchte						
Aal	10,35	0,09	●			🟢
Anchovis	7,36	7,40	●			🟡
Bachsaibling	10,44	0,10	●			🟢
Forelle	9,51	0,10	●			🟢
Hecht	9,72	0,17	●			🟢
Heilbutt	9,44	0,20	●			🟢
Hering	9,18	0,25	●			🟢
Jakobsmuschel	2,30	0,52	●			🟢
Kabeljau	7,60	0,19	●			🟢
Karpfen	8,72	0,08	●			🟢
Kaviar, echt	19,85	1,40	●			🟡
Krabben	8,88	0,16	●			🟢
Lachs	10,01	0,10	●			🟢
Languste	6,85	0,13	●			🟢
Lengfisch	8,55	0,27	●			🟢
Makrele	9,68	0,21	●			🟢
Renke	8,97	0,11	●			🟢
Rotbarsch (Goldbarsch)	9,08	0,21	●			🟢
Sardelle	7,80	0,27	●			🟢
Sardine	8,83	0,26	●			🟢
Schellfisch	7,94	0,27	●			🟢
Scholle	8,12	0,22	●			🟢
Schwertfisch	11,76	0,21	●			🟢
Seeteufel	8,76	0,17	●			🟢
Seezunge	8,47	0,22	●			🟢
Steinbutt	6,67	0,23	●			🟢
Thunfisch	10,09	0,10	●			🟢
Tintenfisch	8,06	0,20	●			🟢
Wels	5,51	0,05	●			🟢
Zander	7,33	0,07	●			🟢

Lebensmittel (verzehrbarer Anteil pro 100 g)	PRAL-Wert mÄq	Kochsalz g	sauer	neutral	basisch	Gesundheits-Ampel
Fleisch						
Rindfleisch						
Braten, frisch	10,44	0,09	●			○
Brust (Spannrippe), frisch	8,92	0,84	●			○
Filet (Lende), frisch	9,02	0,09	●			○
Keule, frisch	8,91	0,86	●			○
Schulter (Bug), frisch	10,44	0,09	●			○
Steak, frisch	9,60	1,42	●			○
Vorderhaxe, frisch	9,68	0,86	●			○
Kalbfleisch						
Braten, frisch	10,01	0,11	●			○
Gulasch, frisch	9,73	0,11	●			○
Kotelett, frisch	9,40	0,11	●			○
Rücken (Kotelett), mager, frisch	9,90	0,11	●			○
Steak, frisch	9,90	0,11	●			○
Vorderhaxe, frisch	9,77	0,11	●			○
Schweinefleisch						
Braten, frisch	8,69	0,11	●			○
Eisbein (Haxe), frisch	7,33	0,11	●			○
Filet, frisch	9,17	0,11	●			○
Kotelett, frisch	7,79	0,11	●			○
Nacken (Kamm), frisch	7,45	0,10	●			○
Schnitzel, frisch	10,40	0,11	●			○
Steak, frisch	7,79	0,11	●			○
Schweineschmalz	0,10	0,00		●		○
Fleischprodukte						
Corned Beef (Konserve)	11,21	2,06	●			○
Fleischfond (Konserve)	−2,93	0,57			●	○
Gulaschsuppe (Konserve)	2,08	1,09	●			○
Kalbsfrikassee (Konserve)	7,32	1,25	●			○
Markklößchen (Konserve)	5,09	1,40	●			○

Die Lebensmitteltabelle | 53

Lebensmittel (verzehrbarer Anteil pro 100 g)	PRAL-Wert mÄq	Kochsalz g	sauer	neutral	basisch	Gesundheits-Ampel
Ochsenschwanzsuppe (Konserve)	3,18	1,02	●			🟡
Pichelsteiner (Konserve)	2,36	0,07	●			🟡
Ragout Fin (Konserve)	7,23	1,05	●			🟡
Rindergulasch (Konserve)	6,43	1,33	●			🟡
Wild und Lamm						
Fasan	12,96	0,09	●			🟡
Hase	11,59	0,07	●			🟡
Hirsch	10,29	0,07	●			🟡
Lamm	10,50	0,14	●			🟡
Rebhuhn	18,33	0,16	●			🟡
Reh	11,09	0,07	●			🟡
Spanferkel	8,52	0,11	●			🟡
Wildente	8,93	0,10	●			🟡
Wildgulasch (Konserve)	7,34	0,35	●			🟡
Wildkaninchen	10,15	0,11	●			🟡
Ziege	9,23	0,01	●			🟡
Geflügel						
Brathähnchen	9,33	0,11	●			🟡
Ente	10,54	0,10	●			🟡
Gans	5,89	0,20	●			🟡
Gänseschmalz	0,15	0,01		●		🟡
Pute	11,13	0,16	●			🟡
Suppenhuhn	9,28	0,13	●			🟡
Innereien						
Gänseleber	12,76	0,17	●			🟡
Kalbsbries	10,58	0,25	●			🟡
Kalbsleber	14,99	0,15	●			🟡
Kalbsnieren	10,63	0,42	●			🟡
Kutteln	9,26	0,12	●			🟡
Leberknödel	6,39	1,25	●			🟡
Rinderleber	16,61	0,15	●			🟡
Rinderzunge	7,75	0,02	●			🟡

Lebensmittel (verzehrbarer Anteil pro 100 g)	PRAL-Wert mÄq	Kochsalz g	sauer	neutral	basisch	Gesundheits-Ampel

Wurstwaren & herzhafte Aufstriche

Lebensmittel	PRAL-Wert mÄq	Kochsalz g	sauer	neutral	basisch	Gesundheits-Ampel
Bierschinken	7,48	1,53	●			🟡
Blutwurst	7,75	1,43	●			🟡
Bockwurst	6,55	1,85	●			🟡
Cabanossi	5,83	2,40	●			🟡
Cervelatwurst	8,43	2,83	●			🟡
Debreziner	6,11	2,30	●			🟡
Frühlingspastete	5,10	1,87	●			🟡
Haselnusspastete	6,49	1,77	●			🟡
Kalbfleischsülze	8,20	0,97	●			🟡
Kalbsleberwurst	10,04	1,50	●			🟡
Kasseler	6,00	5,37	●			🔴
Krakauer	6,38	1,77	●			🟡
Landjäger	6,31	2,57	●			🟡
Leberkäse	8,14	1,80	●			🟡
Leberwurst, grob	9,11	1,57	●			🟡
▪ fein	9,09	1,47	●			🟡
Lyoner	4,85	2,16	●			🟡
Olivenpastete	5,64	1,80	●			🟡
Rindfleischsülze	12,18	2,27	●			🟡
Rostbratwurst	6,48	1,49	●			🟡
Salami, italienische Art	8,77	2,80	●			🟡
▪ ungarische Art	8,26	2,80	●			🟡
Schinkenspeck, roh, geräuchert	9,52	0,10	●			🟡
Schweineschinken	10,01	2,68	●			🟡
Streichmettwurst	7,17	2,07	●			🟡
Teewurst, Rügenwälder Art	7,63	1,97	●			🟡
Weißwurst	6,32	1,72	●			🟡
Wiener	6,03	1,86	●			🟡
Wurstsalat, bayerisch	4,83	2,11	●			🟡
▪ Schweizer Art	6,78	1,14	●			🟡

Die Lebensmitteltabelle | 55

Lebensmittel (verzehrbarer Anteil pro Portion)	PRAL-Wert mÄq	Kochsalz g	sauer	neutral	basisch	Gesundheits-Ampel
Salate und Vorspeisen						
Auberginensalat in Zitronen-Öl, 150 g	−5,59	0,66			●	🟢
Blumenkohl mit Essigmarinade, 130 g	−3,44	0,60			●	🟢
Bohnen-Paprika-Salat, 150 g	−2,95	0,69			●	🟢
Budapester Salat, 120 g	0,00	0,49		●		🟢
Chicoréesalat mit Sahnesauce, 150 g	−3,82	0,63			●	🟢
Chinakohlsalat mit Kräuter-Sahne-Sauce, 150 g	−1,58	0,93			●	🟢
Eisbergsalat mit Salatsauce, 100 g	−2,32	0,45			●	🟢
Endiviensalat mit Joghurtsauce, 150 g	−5,76	0,73			●	🟢
▪ mit Vinaigrette, 150 g	−6,06	0,70			●	🟢
Feldsalat mit Essigmarinade, 100 g	−4,90	0,35			●	🟢
Gekochter Fenchelsalat mit Essigmarinade, 140 g	−6,18	0,71			●	🟢
Gemüsesalat mit Salatsauce, 150 g	−3,78	0,72			●	🟢
▪ süßsauer, 150 g	−1,94	0,71			●	🟢
▪ mit Vinaigrette, 150 g	−2,35	0,84			●	🟢
Griechischer Bauernsalat, 120 g	−0,70	1,32		●		🟢
Grüne Bohnen-Salat mit Blumenkohl, Tomaten, Essigmarinade, 180 g	−5,65	0,86			●	🟢
▪ mit Zwiebel-Essig-Marinade, 190 g	−3,36	0,76			●	🟢
Gurkensalat mit Joghurt, 150 g	−3,04	0,63			●	🟢
Italienischer Salat, 100 g	−1,82	0,64			●	🟢
Kohlrabisalat mit Kräutern und Sahnesauce, 150 g	−7,39	0,65			●	🟢
Kopfsalat mit Essigmarinade, 100 g	−2,89	0,38			●	🟢
▪ mit Kräutern und Öl, 100 g	−3,45	0,42			●	🟢
▪ mit saurer Sahne, 100 g	−2,50	0,35			●	🟢

Lebensmittel (verzehrbarer Anteil pro Portion)	PRAL-Wert mÄq	Kochsalz g	sauer	neutral	basisch	Gesundheits-Ampel
Krautsalat mit Speck, 100 g	−0,90	0,41		●		○
Lauchsalat mit Essigmarinade, 130 g	−1,98	0,64			●	○
Möhrensalat mit Zitrone, 130 g	−4,12	0,31			●	○
Nizza-Salat mit Thunfisch, 200 g	−1,40	1,28			●	○
Nudelsalat mit buntem Gemüse und Mayonnaise, 350 g	1,81	1,24	●			○
Obstsalat (6)	−5,48	0,01			●	○
Orientalischer Salat, 160 g	−0,49	0,21		●		○
Paprikasalat mit Essig, 130 g	−3,05	0,60			●	○
Peperonisalat mit Olivenöl und Knoblauch, 150 g	−3,49	0,58			●	○
Radicchiosalat mit Äpfeln, 100 g	−2,88	0,43			●	○
Reissalat mit Thunfisch und Tomaten, 200 g	2,81	1,42	●			○
Rettichsalat mit saurer Sahne, 130 g	−6,29	0,61			●	○
Rote Bete-Salat mit Essig, 170 g	−3,05	0,89			●	○
Rotkohlsalat mit Zwiebel-Essig-Marinade, 140 g	−5,00	0,47			●	○
Russischer Salat, 120 g	−2,00	0,73			●	○
Sellerie-Apfel-Salat mit Zitronenmarinade, 200 g	−5,66	0,48			●	○
Selleriesalat mit Essigmarinade und Zwiebeln, 150 g	−2,33	0,76			●	○
Sommersalat mit Möhren, Kohlrabi, Gurke und Joghurt, 250 g	−8,45	1,27			●	○
Spargelsalat mit Essig, 150 g	−0,46	0,74		●		○
Tomaten-Gurken-Salat mit Joghurtsauce, 120 g	−3,50	0,52			●	○
Tomatensalat mit Olivenöl, 150 g	−5,29	0,58			●	○
Waldorfsalat mit Mayonnaise, 100 g	−2,90	0,35			●	○
Weißkohlsalat mit Salatsauce und Zwiebeln, 150 g	−4,95	0,62			●	○

Die Lebensmitteltabelle | 57

Lebensmittel (verzehrbarer Anteil pro Portion)	PRAL-Wert mÄq	Kochsalz g	sauer	neutral	basisch	Gesundheits-Ampel
Fertiggerichte: Gemüse						
Auberginen mit Tomaten und Paprikaschoten gedünstet, 300 g	−11,09	1,61			●	🟢
Auberginenscheiben, gebraten, 250 g	−8,50	1,30			●	🟢
Blattspinat, gedünstet mit Schalottenbutter, 100 g	−5,97	0,59			●	🟢
Blumenkohl, gedünstet, in heller Sauce, 250 g	−6,61	1,28			●	🟢
▪ mit Hackfleisch gefüllt, mit Käse überbacken, 350 g	5,66	1,93	●			🟡
Brokkoli mit Béchamelsauce, 250 g	−7,35	1,33			●	🟢
▪ mit gerösteten Mandelblättchen, 250 g	−10,62	1,30			●	🟢
Brokkoligratin, 300 g	−8,75	1,60			●	🟢
Champignons, gedünstet, 250 g	−6,49	1,23			●	🟢
▪ gedünstet, in Rahmsauce, 250 g	−5,71	1,31			●	🟢
▪ gefüllt, 250 g	11,42	1,42	●			🟡
Chicorée in Sahnesauce, 150 g	−0,59	0,82		●		🟢
Erbsen, gedünstet, 250 g	−0,44	1,37		●		🟢
Erbsen-Mais, gedünstet, 250 g	−1,17	1,67			●	🟢
Erbspüree von frischen Erbsen, 250 g	−1,07	1,38			●	🟢
Fenchelgemüse, gedünstet, 200 g	−18,54	1,26			●	🟢
Fenchelknollen, gebacken, 200 g	−4,83	1,38			●	🟢
Gefüllte Artischockenböden, 200 g	7,87	1,32	●			🟢
Gemüseburger, 200 g	−5,24	1,28			●	🟢
Getreidebratling, 200 g	4,47	0,85	●			🟡
Grüne Bohnen, gedünstet, 250 g	−8,66	1,30			●	🟢
Grünkern-Gemüse-Bratling, 200 g	5,06	0,99	●			🟡
Grünkernküchlein mit Lauch und Möhren, 200 g	2,30	0,90	●			🟡

Lebensmittel (verzehrbarer Anteil pro Portion)	PRAL-Wert	Kochsalz	sauer	neutral	basisch	Gesundheits-Ampel
	mÄq	g				
Grünkohl, 200 g	−11,07	1,00			●	🟢
Gurken, gedünstet in Specksauce, 250 g	−4,99	1,29			●	🟢
Kohlrabi, gedünstet, 250 g	−12,18	1,39			●	🟢
Kohlroulade mit Fleischfüllung, 300 g	−2,61	1,82			●	🟢
▪ mit Tomaten-Reis-Füllung, 300 g	−4,44	1,40			●	🟢
Kohlrüben, gedünstet mit Speck, in heller Sauce, 250 g	−8,23	1,33			●	🟢
Kürbis in Sahnesauce, 250 g	−11,94	1,29			●	🟢
▪ in Tomatensauce, 250 g	−12,60	1,26			●	🟢
Lauch, gedünstet, 250 g	−9,50	1,31			●	🟢
Leipziger Allerlei, 250 g	−5,86	1,34			●	🟢
Linsengemüse, 250 g	2,16	1,41	●			🟢
▪ mit Speck und Wurzelgemüse, 250 g	1,19	1,32	●			🟢
Mangold, gedünstet, 100 g	−7,84	0,60			●	🟢
Möhren, gedünstet, 250 g	−11,25	1,47			●	🟢
Musaká (Auflauf mit Auberginen und Hackfleisch), 300 g	−1,67	1,79			●	🟢
Paprikaschoten mit Hackfleischfüllung in Sauce, 300 g	−0,15	1,79		●		🟢
Paprika-Tomaten-Gemüse, 250 g	−7,29	1,32			●	🟢
Pfifferlinge mit Speck, 200 g	−11,37	1,11			●	🟢
▪ in Sahnesauce, 200 g	−10,64	1,10			●	🟢
Pilzragout, 250 g	−14,46	1,40			●	🟢
▪ überbacken, 250 g	8,19	1,52	●			🟠
Rahmspinatgemüse, 100 g	−8,97	0,54			●	🟢
Rahmwirsingkohl, 250 g	−5,38	1,30			●	🟢
Ratatouille, 350 g	−12,52	1,73			●	🟢
Rosenkohl, gedünstet, 250 g	−9,97	1,28			●	🟢
▪ mit Schinken, 250 g	−6,45	1,60			●	🟢
Rote Bete, gedünstet, 250 g	−10,85	1,38			●	🟢

Die Lebensmitteltabelle | 59

Lebensmittel (verzehrbarer Anteil pro Portion)	PRAL-Wert mÄq	Kochsalz g	sauer	neutral	basisch	Gesundheits-Ampel
Rotkohl, gedünstet mit Äpfeln, 200 g	−7,64	0,95			●	○
▪ mit Sauerkraut, 200 g	−7,47	1,41			●	○
Schmorgurken, 250 g	−5,73	1,33			●	○
Schwarzwurzeln, gedünstet, 250 g	−8,90	1,27			●	○
Selleriepüree, 250 g	−4,11	1,40			●	○
Selleriescheiben, ausgebacken, 250 g	−6,11	1,46			●	○
Spargel, gedünstet, 250 g	−6,45	1,46			●	○
Spargel, gedünstet, mit Sauce Hollandaise, 250 g	0,26	1,28		●		○
Spitzkohl, gedünstet, 250 g	−7,26	1,22			●	○
Steckrüben (Kohlrüben), gedünstet, in heller Sauce, 250 g	−6,76	1,30			●	○
Steinpilze, gedünstet, 200 g	−4,98	1,02			●	○
▪ in Sahnesauce, 200 g	−4,00	1,01			●	○
Teltower Rübchen, gedünstet, in heller Sauce, 250 g	−10,35	1,41			●	○
Tomaten in Sahnesauce, 250 g	−9,12	1,27			●	○
▪ mit Hackfleisch, 250 g	5,29	1,57	●			○
▪ gefüllt mit Oliven und Schafskäse, überbacken, 250 g	2,32	3,10	●			○
▪ provenzalische Art, 250 g	−6,25	1,49			●	○
Wachsbohnen, gedünstet, 250 g	−5,62	1,25			●	○
Weiße Bohnen, gedünstet in Tomatensauce, 250 g	−6,47	1,27			●	○
Weißkohl, gedünstet, 200 g	−4,75	1,31			●	○
▪ mit Äpfeln und Curry, 300 g	−8,46	1,52			●	○
▪ mit Hackfleisch, 300 g	4,60	2,21	●			○
▪ mit Speck, 300 g	−9,03	1,63			●	○
Wirsingkohl, gedünstet, 250 g	−6,27	1,27			●	○
Zucchini mit Knoblauch, 200 g	−7,33	0,94			●	○
Zuckererbsen in Butter, 250 g	−5,71	1,28			●	○
Zwiebeln, geröstet, 50 g	−1,20	0,18			●	○

Lebensmittel (verzehrbarer Anteil pro Portion)	PRAL-Wert mÄq	Kochsalz g	sauer	neutral	basisch	Gesundheits-Ampel

Suppen und Eintöpfe

Lebensmittel	PRAL-Wert mÄq	Kochsalz g	sauer	neutral	basisch	Ampel
Allgäuer Käsesuppentopf, 350 g	6,10	2,30	•			🟢
Berliner Kartoffelsuppe mit Bockwurst, 400 g	−8,61	2,50			•	🟢
Bigosch (Eintopf mit Kartoffeln, Möhren, Kohlrabi), 450 g	−14,01	2,52			•	🟢
Blumenkohlcremesuppe, 300 g	−5,63	1,52			•	🟢
Blutwurstsuppe, 400 g	−6,01	2,92			•	🟢
Bohneneintopf mit Rindfleisch, 450 g	−11,64	2,52			•	🟢
▪ mit Speck, 450 g	0,46	2,17		•		🟢
▪ weiß, 450 g	12,24	2,07	•			🟢
Bohnensuppe, grün, 400 g	−10,48	2,56			•	🟢
▪ mit Fleischwursteinlage, 450 g	−11,20	3,19			•	🟢
▪ weiß, 400 g	−2,49	2,70			•	🟢
▪ weiß, mit Fleisch, 450 g	−6,88	2,50			•	🟢
Bohnen-Tomaten-Eintopf mit Rauchfleisch und Würstchen, 450 g	−6,57	5,87			•	🟢
Borschtsch, 350 g	−0,14	1,94		•		🟢
Bouillabaisse, 400 g	8,92	2,59	•			🟢
Brechbohnen-Eintopf mit Räucherspeck und Fleisch, 450 g	−8,56	2,30			•	🟢
Brotsuppe (Schwarzbrot), 400 g	−6,30	2,47			•	🟢
Brotsuppe (Weißbrot), 400 g	−6,19	2,47			•	🟢
Brühnudeln mit Gemüse und Geflügelfleisch, 350 g	6,68	1,61	•			🟢
Brühreis mit Geflügelfleisch, 400 g	3,58	2,03	•			🟢
▪ mit Rindfleisch, 400 g	4,31	1,74	•			🟢
Champignoncremesuppe, 320 g	−7,08	1,99			•	🟢
Champignonsuppe, 350 g	−2,33	1,63			•	🟢
Chili con carne, 250 g	3,37	1,17	•			🟢
Chinesische Suppe, scharf, 350 g	11,43	2,97	•			🟠

Die Lebensmitteltabelle | 61

Lebensmittel (verzehrbarer Anteil pro Portion)	PRAL-Wert mÄq	Kochsalz g	sauer	neutral	basisch	Gesundheits-Ampel
Currysuppe, 350 g	−5,88	1,59			●	🟢
Doppelte Kraftbrühe, 300 g	5,66	1,99	●			🟢
Eierflockensuppe, 330 g	−7,33	2,04			●	🟢
Eierstich (Suppeneinlage), 30 g	1,83	0,20	●			🟢
Einbrennsuppe, 350 g	−1,64	1,79			●	🟢
Eintopf mit Kartoffeln, Möhren, Weißkohl, 450 g	−17,80	2,40			●	🟢
Erbseneintopf, 450 g	−3,83	2,29			●	🟢
Erbsensuppe mit Lauch, 400 g	−6,94	2,79			●	🟢
▪ mit Mettwurst, 450 g	−1,60	2,89			●	🟢
▪ mit Speck, 400 g	2,50	2,04	●			🟢
▪ rheinisch, 400 g	−1,71	2,98			●	🟢
Fischeintopf mit Speck und Kartoffeln, 450 g	0,94	2,71		●		🟢
Fischkraftbrühe, 300 g	4,64	1,54	●			🟢
Fisch-Pichelsteiner, 450 g	−3,54	2,61			●	🟢
Flädlesuppe, 330 g	−4,29	2,31			●	🟢
Fleischbrühe, klar, 300 g	−7,26	1,89			●	🟢
▪ mit Nudeln, 330 g	5,91	1,39	●			🟠
Französische Zwiebelsuppe, 300 g	5,18	1,53	●			🟠
Frühlingssuppe, klar, 350 g	−7,95	1,79			●	🟢
Gaisburger Marsch, 450 g	5,83	1,89	●			🟢
Gazpacho (spanische Gemüsesuppe), 350 g	−7,67	1,91			●	🟢
Geflügelbrühe, 300 g	6,91	1,43	●			🟢
Geflügelcremesuppe, 350 g	−3,39	2,18			●	🟢
Gemüsebrühe, 300 g	−4,00	1,35			●	🟢
Gemüsecremesuppe, 350 g	−4,63	1,72			●	🟢
Gemüsesuppe, 350 g	−2,74	1,61			●	🟢
Gerstensuppe (Bündner Gerstensuppe), 350 g	−3,81	1,86			●	🟢
Graupensuppe, 350 g	−8,05	2,11			●	🟢

Lebensmittel (verzehrbarer Anteil pro Portion)	PRAL-Wert mÄq	Kochsalz g	sauer	neutral	basisch	Gesundheits-Ampel
Grießklößchensuppe, 350 g	2,41	2,15	●			○
Grießnockerln, 30 g	1,43	0,13	●			○
Grießsuppe, 350 g	1,04	2,16	●			○
Grüne Bohnen-Eintopf mit Hammelfleisch, 450 g	−7,20	2,50			●	○
▪ mit Rindfleisch, 450 g	−8,06	2,25			●	○
Grünkernmehlsuppe, 350 g	2,10	1,83	●			○
Grünkernsuppe mit Kochmettwurst, 350 g	−4,89	2,37			●	○
Grünkohleintopf mit Schweinefleisch und Kartoffeln, 450 g	−15,70	2,33			●	○
Gulaschsuppe, ungarisch, 400 g	−1,56	1,98			●	○
Gurkeneintopf mit Pilzen und Tomaten, 450 g	−18,15	2,44			●	○
Haferflockensuppe, 350 g	−7,17	2,21			●	○
Haferschleim, 350 g	1,27	1,73	●			○
Hamburger Aalsuppe, 400 g	4,69	3,91	●			○
Holländischer Eintopf (Kartoffeln, Möhren, Mettwürstchen), 450 g	−12,05	3,03			●	○
Hühnerbrühe mit Nudeln, 330 g	6,46	1,60	●			○
▪ mit Reis, 350 g	−8,32	1,81			●	○
Hühnersuppe, gebunden, 350 g	−0,87	1,84		●		○
Irish Stew, 400 g	−4,33	2,24			●	○
Jägerpilzsuppe, 320 g	−8,03	2,11			●	○
Kalbsbrühe, 300 g	8,72	1,36	●			○
Kohlrabi-Eintopf mit Rindfleisch und Kartoffeln, 450 g	−11,92	2,48			●	○
Kohlrüben-Eintopf mit Schweinebauch, 450 g	−12,90	2,44			●	○
Königinsuppe, 350 g	−1,29	1,51			●	○
Kraftbrühe mit Pfannkuchen, 330 g	1,70	1,92	●			○
▪ mit Eierstich, 330 g	4,35	1,54	●			○

Die Lebensmitteltabelle | 63

Lebensmittel (verzehrbarer Anteil pro Portion)	PRAL-Wert mÄq	Kochsalz g	sauer	neutral	basisch	Gesundheits-Ampel
▪ mit Gemüsestreifen, 350 g	−8,71	1,82			●	○
▪ mit Gemüsewürfeln (Consommé brunoise), 350 g	−3,33	1,56			●	○
▪ mit Nudeln, 330 g	−0,24	1,55		●		○
Krebssuppe, 400 g	20,14	2,36	●			○
Krebssuppe (falsch) mit Möhren und Tomaten, 350 g	−6,98	1,86			●	○
Kürbiscremesuppe, 350 g	−2,56	1,97			●	○
Kürbissuppe, 350 g	−7,26	1,45			●	○
Lauchcremesuppe, 350 g	−1,27	2,17			●	○
Lauch-Eintopf mit Schweinenacken und Kartoffeln, 450 g	−10,11	3,06			●	○
Lauchsuppe, 350 g	−1,68	1,72			●	○
Leberknödelsuppe, 350 g	0,64	3,32		●		○
Leberspätzlesuppe, 350 g	−0,13	1,94		●		○
Leberwurstsuppe (Hessische Metzelsuppe), 400 g	−0,23	3,49		●		○
Linsen-Eintopf mit Backpflaumen und Blutwurst, 450 g	−1,95	2,43			●	○
▪ mit Gemüse, 450 g	−4,44	2,31			●	○
▪ mit Frankfurter Würstchen, 450 g	10,32	3,15	●			○
Linsensuppe, 400 g	−4,48	2,49			●	○
▪ mit Fleischbällchen, 450 g	−0,23	2,86		●		○
▪ mit gepökeltem Schweinefleisch, 450 g	2,37	3,61	●			○
▪ mit Kochmettwurst, 450 g	−4,99	3,17			●	○
▪ mit Teigwaren, 450 g	−5,33	3,07			●	○
▪ süßsauer, 400 g	−5,50	2,37			●	○
Löffelerbsen mit Speck, 400 g	−5,86	1,98			●	○
Malakoffsuppe, püriert, 350 g	−1,22	2,01			●	○
Markklößchen, 50 g	1,37	0,37	●			○
Minestrone, 400 g	−8,13	2,12			●	○

Lebensmittel (verzehrbarer Anteil pro Portion)	PRAL-Wert mÄq	Kochsalz g	sauer	neutral	basisch	Gesundheits-Ampel
Möhreneintopf mit Schweinebauch, 450 g	−8,75	2,47			●	○
Möhrensuppe, 350 g	−7,53	1,73			●	○
▪ passiert, 350 g	−1,98	1,86			●	○
Muschelsuppe rheinisch, 400 g	0,95	2,22		●		○
Nudeleintopf mit Hackfleisch, 450 g	8,49	2,58	●			○
▪ mit Hühnerfleisch und Gemüse, 400 g	5,76	1,94	●			○
Nudelsuppe mit Hühnerfleisch, 350 g	−1,26	1,84			●	○
Ochsenschwanzsuppe, gebunden, 350 g	4,23	1,63	●			○
▪ klar, mit Rindfleisch, 350 g	−5,87	2,00			●	○
Paprikarahmsuppe, 300 g	−5,40	1,79			●	○
Pariser Käsecremesuppe mit Schmelzkäse, 320 g	14,22	2,09	●			○
Pichelsteiner, 450 g	−13,30	2,43			●	○
Pilzsuppe, 320 g	−4,99	1,88			●	○
Pistazienklößchen, 50 g	2,91	0,28	●			○
Püreesuppen aus Gemüse, 350 g	−1,22	2,01			●	○
Reissuppe mit Erbsen und Tomaten, 400 g	−8,66	2,52			●	○
▪ mit Fleisch und Gemüse, 400 g	−9,93	2,36			●	○
Rindfleischbrühe mit Backerbsen, 350 g	−4,80	2,50			●	○
▪ mit Ei, 330 g	11,52	1,68	●			○
Rosenkohlsuppe, 350 g	−6,63	1,81			●	○
Rote-Bete-Suppe mit Meerrettich, 350 g	−15,75	2,18			●	○
Russische Krautsuppe, 400 g	−12,00	2,11			●	○
Sauerkrauteintopf mit Schweinefleisch und Kartoffeln, 450 g	−10,74	3,56			●	○

Die Lebensmitteltabelle | 65

Lebensmittel (verzehrbarer Anteil pro Portion)	PRAL-Wert mÄq	Kochsalz g	sauer	neutral	basisch	Gesundheits-Ampel
Sauerkrautsuppe mit Paprikaschoten, 350 g	−8,02	2,18			●	○
Schusterpfanne (Eintopf mit Birnen, Kartoffeln, Fleisch), 450 g	−8,54	2,52			●	○
Sellerie-Lauch-Cremesuppe, 350 g	−3,82	1,94			●	○
Selleriesuppe, 350 g	−3,21	1,90			●	○
Senatorentopf (Eintopf mit Pfifferlingen), 450 g	−9,68	2,22			●	○
Serbische Bohnensuppe, 400 g	−12,06	2,30			●	○
Schlesisches Himmelreich (Trockenobstsuppe mit Speck), 400 g	−3,82	2,08			●	○
Siebenbürger Reiseintopf mit Hammelfleisch, 450 g	4,60	2,46	●			○
Spanischer Eintopf mit Hammelfleisch, 450 g	−6,39	2,47			●	○
Spargelcremesuppe, 300 g	−0,71	1,70		●		○
Spargelsuppe, 350 g	−5,34	1,87			●	○
Spinatpüreesuppe, 350 g	−15,41	2,23			●	○
Steckrübeneintopf mit Schweinebauch, 450 g	−11,79	2,39			●	○
Steierisches Hammelfleisch, 450 g	−10,33	2,51			●	○
Tomatencremesuppe, 300 g	−2,03	1,52			●	○
Tomatensuppe, 350 g	−3,26	1,78			●	○
Ungarische Krautsuppe, 400 g	−10,88	3,06			●	○
Weiße Bohnen-Speck-Suppe, 450 g	−12,06	2,73			●	○
Weißkohleintopf mit Hammel, 450 g	−7,31	2,57			●	○
Weißkrauteintopf mit Rind- und Schweinefleisch, 450 g	−10,29	2,39			●	○
▪ mit Rindfleisch und Curry, 450 g	5,02	2,57	●			○
Wildfleischeintopf, 450 g	−2,05	2,51			●	○
Wildsuppe, 350 g	4,18	2,31	●			○
Zwiebelsuppe, 350 g	1,45	1,58	●			○

Lebensmittel (verzehrbarer Anteil pro Portion)	PRAL-Wert mÄq	Kochsalz g	sauer	neutral	basisch	Gesundheits-Ampel

Fertiggerichte: Kartoffeln

Lebensmittel	PRAL-Wert mÄq	Kochsalz g	sauer	neutral	basisch	Ampel
Bauernfrühstück, 350 g	−6,37	1,92			●	🟢
Béchamelkartoffeln, 250 g	−8,97	0,83			●	🟢
Berner Rösti, 250 g	−9,69	1,12			●	🟡
Bouillonkartoffeln, 250 g	−11,78	0,71			●	🟢
Bratkartoffeln, 250 g	−11,00	1,31			●	🟢
Bratkartoffeln mit Speck und Zwiebeln, 350 g	−12,80	1,79			●	🟢
Frühlingspüree, 250 g	−10,05	0,85			●	🟢
Himmel und Erde (Äpfel und Kartoffeln), 350 g	−17,16	0,77			●	🟢
▪ mit Blutwurst, 350 g	−0,59	1,86	●			🟢
Jägerfrühstück, 350 g	−6,93	1,75			●	🟢
Kartoffelauflauf, 350 g	−2,96	1,84			●	🟢
Kartoffelbratlinge, 250 g	−9,89	1,16			●	🟢
Kartoffelbrei/Kartoffelpüree, 250 g	−11,11	0,96			●	🟡
Kartoffeleintopf mit Äpfeln und Würstchen, 400 g	−5,58	2,54			●	🟢
Kartoffel-Gemüse-Kuchen, 200 g	1,35	1,22	●			🟢
Kartoffelgratin, 350 g	−14,05	1,83			●	🟡
Kartoffelklöße halb und halb, 200 g	−6,29	0,92			●	🟢
Kartoffelkroketten, 250 g	−3,47	0,77			●	🟡
Kartoffelküchlein mit Käse, 200 g	−5,88	1,00			●	🟢
Kartoffelmaultaschen, gefüllt mit Pflaumen, 250 g	0,57	0,11	●			🟢
Kartoffel-Möhren-Eintopf mit Schweinefleisch, 400 g	−10,74	2,35			●	🟢
Kartoffelpuffer, 200 g	−9,32	0,63			●	🟡
Kartoffelsalat mit grüner Gurke und Mayonnaise, 250 g	−8,17	1,28			●	🟢
▪ mit Mayonnaise, 250 g	−10,47	1,48			●	🟢

Die Lebensmitteltabelle | 67

Lebensmittel (verzehrbarer Anteil pro Portion)	PRAL-Wert mÄq	Kochsalz g	sauer	neutral	basisch	Gesundheits-Ampel
▪ mit Vinaigrette, 250 g	−9,58	1,19			●	🟢
▪ westfälisch, mit Speck und Weißkohl, 250 g	−7,13	1,23			●	🟢
Kartoffelsuppe, 400 g	−7,56	2,00			●	🟢
▪ mit Speck und Zwiebeln, 400 g	−15,98	2,32			●	🟢
▪ mit Wurst, 400 g	−12,75	2,72			●	🟢
Klöße von gekochten Kartoffeln, 200 g	−6,24	0,49			●	🟢
▪ von rohen Kartoffeln (Thüringer Klöße), 200 g	−7,02	0,73			●	🟢
▪ von rohen Kartoffeln (Vogtländer Klöße), 200 g	−5,70	0,66			●	🟢
Kräuter-Sahne-Kartoffeln, 250 g	−8,17	1,21			●	🟢
Kümmelkartoffeln, 250 g	−11,35	0,95			●	🟢
Labskaus, 350 g	1,44	5,49	●			🟢
Lippischer Pickert (Hefeteig mit Kartoffeln), 200 g	3,91	0,77	●			🟢
Petersilienkartoffeln, 250 g	−12,41	0,75			●	🟢
Pommes frites, 200 g	−13,86	1,13			●	🟢
Reibekuchen, rheinisch, 200 g	−9,36	0,88			●	🟢
Röstkartoffeln mit Nudeln und Ei, 350 g	−8,15	1,62			●	🟢
Sahnekartoffeln, gebacken, 250 g	−9,90	0,89			●	🟢
Salzkartoffeln, 250 g	−11,80	0,85			●	🟢
Saure Kartoffelsuppe mit Blut- und Leberwurst, 400 g	1,29	2,48	●			🟢
Schinkenkartoffeln, 250 g	−10,18	1,22			●	🟢
Schneebällchen, 250 g	−5,82	0,80			●	🟢
Schupfnudeln, 200 g	−1,31	0,71			●	🟢
Speckkartoffeln, 250 g	−9,73	0,94			●	🟢
Tiroler Geröstel, 250 g	−3,15	1,10			●	🟢
Tomatenkartoffeln, 350 g	−13,79	1,78			●	🟢

Lebensmittel (verzehrbarer Anteil pro Portion)	PRAL-Wert mÄq	Kochsalz g	sauer	neutral	basisch	Gesundheits-Ampel

Getreide-, Mehl- und Milchspeisen

Lebensmittel	PRAL-Wert mÄq	Kochsalz g	sauer	neutral	basisch	Gesundheits-Ampel
Blätterteigtaschen, griechisch, 250 g	−10,40	1,43			●	🟡
Böhmische Knödel, 200 g	4,50	0,57	●			🟡
Buttermilchsuppe, rheinisch mit Backpflaumen, 350 g	−5,97	0,67			●	🟡
Butternockerln, 200 g	5,33	0,75	●			🟡
Couscous, 250 g	4,88	1,14	●			🟡
Fränkische Klöße (Mehlklöße) 200 g	5,31	1,19	●			🟡
Frühlingsrolle, 150 g	3,18	1,21	●			🟡
Germknödel, 330 g	2,29	0,08	●			🟡
Graupenrisotto, 250 g	4,66	1,29	●			🟡
Grießauflauf, 250 g	2,57	1,22	●			🟡
Grießbrei, 200 g	1,46	0,19	●			🟡
Grießklöße, 250 g	6,17	0,42	●			🟡
Grießnockerln, 230 g	4,14	0,36	●			🟡
Grießpudding mit Kräutern, 350 g	10,83	2,09	●			🟡
Grießsuppe mit Milch, 200 g	0,92	0,50		●		🟡
Haferflockenbrei, 250 g	4,43	0,55	●			🟡
Hefeklöße im Backofen, 180 g	7,96	0,37	●			🟡
Käsenocken, 30 g	2,51	0,21	●			🟡
Kirschknödel, 200 g	−2,08	0,59			●	🟡
Mehlkloß mit Backobst, 250 g	−0,42	0,69		●		🟡
Mehlklöße, 200 g	4,55	0,85	●			🟡
Pfannkuchen, 250 g	10,24	1,27	●			🟡
▪ gefüllt mit Blattspinat, 250 g	−1,14	1,31			●	🟢
▪ mit Auberginen, 250 g	2,86	0,65	●			🟢
▪ mit Pilzen und Kopfsalat, 250 g	2,52	0,54	●			🟢
▪ mit Quark, 250 g	9,37	0,29	●			🟢
▪ pikant, 250 g	12,82	0,38	●			🟡
Pfannkuchenrolle, gefüllt mit Mischgemüse, 250 g	3,03	1,33	●			🟡

Die Lebensmitteltabelle | 69

Lebensmittel (verzehrbarer Anteil pro Portion)	PRAL-Wert mÄq	Kochsalz g	sauer	neutral	basisch	Gesundheits-Ampel
Pizza al formaggio (mit Käse), 250 g	23,60	2,20				🟡
▪ al funghi (mit Pilzen), 250 g	–0,17	1,13	●			🟡
▪ frutti di mare (mit Muscheln und Meeresfrüchten), 250 g	7,58	1,34	●			🟡
▪ Margherita (mit Tomaten, Mozzarella, Basilikum), 250 g	9,65	1,21	●			🟡
▪ napoletana, 250 g	8,86	2,27	●			🟡
▪ quattro stagioni (mit Schinken, Pilzen, Artischocken), 250 g	8,37	1,90	●			🟡
▪ Salami, 250 g	8,79	2,16	●			🟡
▪ siciliana (mit Anchovis und Oliven), 250 g	8,40	1,55	●			🟡
▪ tonno (mit Thunfisch, Sardellen, Oliven), 250 g	–0,84	1,94		●		🟡
Polenta (gebackener Maisbrei), 250 g	7,98	1,76	●			🟡
Salamiknödel, 200 g	7,17	1,43	●			🟡
Schinkenknödel, 200 g	7,52	1,38	●			🟡
Schinkenpastete mit Hackfleisch im Blätterteig, 250 g	15,35	2,76	●			🔴
Schnittlauchquark, 90 g	3,63	0,48	●			🟡
Semmelknödel, 200 g	5,75	0,83	●			🟡
Serviettenkloß, 200 g	9,19	0,92	●			🟡
Speckpfannkuchen, 250 g	11,33	2,65	●			🔴
Specktorte, lothringisch, 250 g	13,00	1,50	●			🔴
Spinatnocken, 200 g	1,21	1,21	●			🟡
Tiroler Knödel, 200 g	6,70	1,18	●			🟡
Vollkornpizza mit Tomaten, Zwiebeln, Oliven, 250 g	–1,77	1,07			●	🟡
Zwetschgenknödel, 200 g	–4,76	0,19			●	🟡
Zwetschgenknödel mit Zucker und Zimt, 200 g	0,79	0,08		●		🟡
Zwiebelkuchen, 250 g	4,33	1,29	●			🟡

Lebensmittel (verzehrbarer Anteil pro Portion)	PRAL-Wert	Kochsalz	sauer	neutral	basisch	Gesundheits-Ampel
	mÄq	g				

Fertiggerichte: Nudeln

Lebensmittel	PRAL-Wert (mÄq)	Kochsalz (g)	sauer	neutral	basisch	Ampel
Basilikumnudeln, 200 g	5,24	0,33	●			🟡
Bunte Bandnudeln mit Schinkenwürfeln, 250 g	11,26	3,16	●			🟡
Cannelloni al gratin (Nudeln mit Fleischfüllung, überbacken), 350 g	19,50	1,96	●			🔴
Grüne Nudeln (Teig mit Ei, selbstgemacht), 200 g	4,95	0,70	●			🟡
▪ mit Gorgonzolasauce, 250 g	5,50	1,47	●			🟡
Grüne Tagliatelle mit Muscheln, 250 g	7,22	1,91	●			🟡
Hörnchennudeln mit Quark und Tomatensauce, 250 g	5,29	1,40	●			🟡
Käsespätzle, 200 g	11,66	0,62	●			🔴
Krautspätzle, 200 g	4,26	0,76	●			🟡
Lasagne al forno (Nudeln mit Fleischsauce, überbacken), 350 g	12,15	3,00	●			🔴
Makkaroni mit Tomatensauce, 250 g	5,85	1,31	●			🟡
▪ mit vier Käsesorten, 250 g	13,06	1,37	●			🔴
Makkaroniauflauf mit Schinken, 350 g	18,24	2,40	●			🔴
Maultaschen, 250 g	6,18	1,17	●			🟡
▪ schwäbisch, mit gerösteten Zwiebeln, 250 g	7,95	1,05	●			🟡
▪ schwäbisch, in Butter geröstet, 50 g	9,85	1,17	●			🟡
Nudelauflauf (Makkaroni mit Schinken überbacken), 350 g	13,86	2,42	●			🔴
Nudelsalat, dänische Art, 350 g	5,20	2,49	●			🔴
▪ mit Äpfeln, Tomaten und Mayonnaise, 160 g	1,01	0,53	●			🟡

Die Lebensmitteltabelle | 71

Lebensmittel (verzehrbarer Anteil pro Portion)	PRAL-Wert mÄq	Kochsalz g	sauer	neutral	basisch	Gesundheits-Ampel
▪ mit buntem Gemüse und Mayonnaise, 350 g	1,81	1,24	●			🟡
Ravioli (gefüllte Nudeln), 200 g	7,96	1,09	●			🟡
▪ mit Gemüse, 250 g	1,67	1,35	●			🟡
Spaghetti alla carbonara, 250 g	8,78	1,26	●			🟡
▪ Bolognese, 250 g	3,59	1,35	●			🟡
▪ gekocht, mit Butterflöckchen, 250 g	7,86	0,96	●			🟡
▪ mit Auberginen, Tomaten und Ricotta, 250 g	2,75	1,17	●			🟡
▪ mit Brokkoli, 250 g	1,72	1,19	●			🟡
▪ mit Gorgonzola, 250 g	6,87	1,36	●			🟡
▪ mit Roquefort, 250 g	10,02	1,58	●			🔴
▪ mit Thunfisch, 250 g	4,28	1,25	●			🟡
▪ mit Tomaten-Sardellen-Sauce, 250 g	0,60	1,15		●		🟡
▪ mit Tomatensauce, 250 g	0,92	1,21		●		🟡
Spätzle, 200 g	6,82	0,43	●			🟡
Tagliatelle mit Hühnchen, 250 g	15,36	1,45	●			🔴
▪ mit Kalbsgulasch, 250 g	12,09	1,14	●			🔴
▪ mit Pilzsauce, 250 g	5,62	1,53	●			🟡
▪ mit Schinken, 250 g	12,93	1,44	●			🔴
▪ mit Tomaten und Petersilie, 250 g	1,86	1,38	●			🟡
Teigwaren mit Ei, 200 g	6,33	0,32	●			🟡
Tomatenspätzle, 200 g	3,02	0,36	●			🟡
Vollkornnudeln (Teig mit Ei, selbstgemacht), 200 g	5,80	0,41	●			🟡
Vollkornnudeln mit geriebenen Mandeln, 200 g	4,32	0,53	●			🟡
Würziger Nudelsalat, 350 g	−1,92	1,21			●	🟡
Zwiebelnudeln mit Sahne und Käse, 200 g	4,78	0,91	●			🟡

Lebensmittel (verzehrbarer Anteil pro Portion)	PRAL-Wert mÄq	Kochsalz g	sauer	neutral	basisch	Gesundheits-Ampel
Fertiggerichte: Reis						
Apfelreis, 250 g	−1,17	0,29			●	🟡
Butterreis, 250 g	3,44	0,93	●			🟡
Curryreis, 250 g	4,23	1,02	●			🟡
▪ mit Mandeln, 250 g	1,01	0,58	●			🟡
Englischer Reispudding, 350 g	3,48	0,64	●			🟡
Gemüsereis (bunter Reis), 250 g	−1,45	1,18			●	🟡
Gemüserisotto, 250 g	0,09	1,60		●		🟡
Käsepilaw (Reis mit Zwiebeln und Käse), 250 g	10,20	1,14	●			🟡
Milchreis, 250 g	1,83	0,26	●			🟡
▪ mit Backobst, 250 g	−2,22	0,37			●	🟢
▪ mit Pistazien, 250 g	−1,23	0,27			●	🟢
▪ mit Zucker und Zimt, 250 g	1,99	0,32	●			🟡
Nasi Goreng, 550 g	14,46	1,93	●			🔴
Paella, 550 g	18,47	3,21	●			🔴
Pilaw (Reis mit Zwiebeln und Butter), 250 g	5,04	2,12	●			🟡
Reis, gekocht, 250 g	3,61	0,94	●			🟡
Reisauflauf mit Äpfeln, 350 g	−2,27	0,55			●	🟢
Reis mit Zwiebeln und Käse, 250 g	10,20	1,14	●			🟡
Reissalat mit Gewürzgurken, Erbsen und Mayonnaise, 170 g	1,08	0,85	●			🟢
▪ mit Thunfisch und Tomaten, 200 g	2,81	1,42	●			🟢
▪ süßsauer mit Fleischeinlage, 250 g	4,59	2,05	●			🟡
Risi Bisi (Erbsenreis), 250 g	2,85	0,82	●			🟡
Risotto, gedünstet, 250 g	3,11	1,52	●			🟡
▪ mit Butter und Parmesankäse, 250 g	7,73	0,98	●			🟡
Schinkenrisotto, 250 g	4,12	1,88	●			🟡
Tomatenreis, 250 g	−0,80	0,97		●		🟢

Die Lebensmitteltabelle | 73

Lebensmittel (verzehrbarer Anteil pro Portion)	PRAL-Wert mÄq	Kochsalz g	sauer	neutral	basisch	Gesundheits-Ampel
Kleine Gerichte und Fast Food						
Baguette, mit Parmaschinken, Parmesan und Salat, 150 g	7,46	1,36	●			🟡
▪ mit Mozzarella und Tomaten, 200 g	9,19	2,02	●			🟡
▪ mit Salami, Salat und Tomate, 170 g	7,37	2,69	●			🟡
Big Mac, 180 g	11,87	1,57	●			🔴
Bockwurst mit Brötchen und Senf, 180 g	12,80	2,27	●			🔴
▪ mit Kartoffelsalat und Senf, 370 g	−2,13	2,91			●	🟡
Bratwurst mit Brötchen und Senf, 180 g	8,50	2,60	●			🔴
▪ mit Kartoffelsalat und Senf, 370 g	−4,75	3,40			●	🟡
▪ mit Senf, 120 g	6,23	1,87	●			🟡
Brötchen mit Butter und Marmelade, 70 g	1,42	0,45	●			🟡
Brühwurst mit Brötchen und Senf, 200 g	12,53	2,25	●			🔴
▪ mit Kartoffelsalat und Senf, 450 g	−2,26	3,38			●	🟡
▪ mit Senf, 140 g	10,61	1,57	●			🔴
Cheeseburger, 150 g	11,43	1,47	●			🔴
▪ doppelter, 200 g	18,27	1,87	●			🔴
Clubsandwich mit Geflügel, 70 g	1,82	0,80	●			🟡
▪ mit Thunfisch, 70 g	5,01	0,94	●			🟡
▪ mit Tomaten und Mozzarella, 70 g	3,08	0,90	●			🟡
Currywurst mit Brötchen, 160 g	6,01	2,34	●			🟡
▪ mit Curryketchup, 100 g	3,68	1,86	●			🟡
Döner mit Geflügel, 350 g	20,64	2,64	●			🔴
▪ mit Kalb-/Rindfleisch, 350 g	21,51	2,91	●			🔴
Frikadelle mit Brötchen und Tomatenketchup, 130 g	5,71	1,42	●			🟡

Lebensmittel (verzehrbarer Anteil pro Portion)	PRAL-Wert mÄq	Kochsalz g	sauer	neutral	basisch	Gesundheits-Ampel
▪ mit Kartoffelsalat und Senf, 330 g	−5,55	2,08			●	🟡
▪ mit Pommes frites und Tomatenketchup, 220 g	−4,92	1,39			●	🟡
▪ mit Senf, 70 g	4,96	0,59	●			🟡
Frühlingsrolle, 150 g	1,40	0,89	●			🟡
Geflügelkroketten, 200 g	10,74	1,26	●			🟡
Gemüseburger, 200 g	−5,24	1,28			●	🟢
Getreidebratling, 200 g	4,47	0,85	●			🟡
Hamburger, 150 g	7,19	1,33	●			🟡
Kartoffeln mit Kräuterquark, 200 g	−8,01	0,65			●	🟢
Käsetoast, 100 g	12,14	1,00	●			🟡
Käse-Wurst-Salat mit Essig-Öl-Marinade, 150 g	6,49	1,33	●			🟡
Knacker mit Brötchen und Senf, 180 g	12,78	2,33	●			🔴
▪ mit Kartoffelsalat und Senf, 370 g	−1,63	2,97			●	🟡
▪ mit Senf, 120 g	10,87	1,66	●			🟡
Knäckebrot mit Butter und Frischkäse, 40 g	2,32	0,37	●			🟢
▪ mit Butter und Marmelade, 70 g	1,42	0,45	●			🟡
Pommes frites mit Ketchup, 150 g	−9,56	1,13			●	🟡
▪ mit Mayonnaise, 150 g	−7,42	0,80			●	🟡
Sandwich mit Geflügelsalat, 50 g	1,83	0,49	●			🟡
▪ mit Krabbensalat, 50 g	1,71	0,57	●			🟡
Schaschlik mit Brötchen und Tomatenketchup, 180 g	12,71	1,59	●			🔴
Schinken-Käse-Toast, 150 g	11,37	1,67	●			🔴
Toast Hawaii, 110 g	7,11	1,27	●			🟡
Vollkornbrot mit Butter und Schnittkäse, 80 g	7,30	1,01	●			🟢
Wiener Würstchen mit Brötchen und Senf, 160 g	10,49	2,01	●			🟡
▪ mit Kartoffelsalat und Senf, 350 g	−4,13	2,69			●	🟡

Die Lebensmitteltabelle | 75

Lebensmittel (verzehrbarer Anteil pro Portion)	PRAL-Wert mÄq	Kochsalz g	sauer	neutral	basisch	Gesundheits-Ampel
Fertiggerichte: Fleisch						
Cordon bleu vom Schwein, 200 g	18,46	1,34	●			🟠
Curry-Reis-Fleisch, 200 g	5,66	1,12	●			🟡
Eisbein, gepökelt, gekocht, 250 g	20,21	7,76	●			🟠
Fleischpastete, 350 g	17,65	1,95	●			🟡
Frikadelle, 200 g	19,18	1,50	●			🟡
Gänseleberpastete, getrüffelt, 200 g	9,42	1,27	●			🟡
Hackbraten mit Sauce, 200 g	17,83	2,18	●			🟡
Hasenbraten mit Sauce, 200 g	12,14	1,08	●			🟡
Hirschbraten mit Sauce, 400 g	11,56	2,54	●			🟡
Kalbsbrust, gefüllt, mit Sauce, 250 g	9,29	1,56	●			🟡
Kalbsgeschnetzeltes, 250 g	9,70	1,27	●			🟡
Kalbsgulasch, 250 g	8,47	1,28	●			🟡
Kalbshaxe mit Sauce, 220 g	12,61	1,17	●			🟡
Kalbskotelett, natur, 150 g	22,01	1,03	●			🟡
Kalbsleber, gebraten, 250 g	38,02	1,66	●			🟡
Kalbsmedaillons in Weißwein, 150 g	7,55	0,76	●			🟡
Kalbsnierenbraten mit Sauce, 250 g	9,04	1,46	●			🟡
Kalbsragout, 250 g	10,62	1,40	●			🟡
Kalbsrahmbraten mit Sauce, 250 g	13,22	1,41	●			🟡
Kalbsschnitzel, natur, gebraten, 150 g	21,76	1,14	●			🟡
Kaninchenbraten mit Speck, 250 g	20,34	1,28	●			🟡
Kasseler Kotelett, 200 g	10,98	6,47	●			🔴
Königsberger Klops mit Sauce, 260 g	5,01	1,93	●			🟡
Lammbraten, 250 g	22,74	1,68	●			🟡
Lamm-Curry mit Sauce, 200 g	3,78	1,32	●			🟡
Lammfilet, 150 g	24,57	1,10	●			🟡
Lammkotelett, 200 g	28,90	1,43	●			🟡
Lammragout, 200 g	7,01	1,07	●			🟡
Leberkäse, gebraten, 130 g	11,04	2,00	●			🟡
Leberknödel, 200 g	16,32	1,31	●			🟡

Lebensmittel (verzehrbarer Anteil pro Portion)	PRAL-Wert mÄq	Kochsalz g	sauer	neutral	basisch	Gesundheits-Ampel
Leberpastete, 150 g	15,09	0,90	●			○
Leber- und Blutwurst, 100 g	8,00	1,54	●			○
Osso buco, 220 g	11,71	1,28	●			○
Pfälzer Bratwurst in Sauce, 260 g	5,22	2,20	●			○
Pfeffersteak mit Sauce, 250 g	16,94	1,33	●			○
Rehrücken mit Rahmsauce, 300 g	20,75	1,63	●			○
Rinderbraten mit Sauce, 350 g	19,84	2,20	●			○
Rinderfilet, 250 g	31,29	1,77	●			○
Rinderkotelett, 250 g	38,27	2,03	●			○
Rinderleber, gebraten, 300 g	50,77	1,96	●			○
Rinderragout, 400 g	8,56	2,16	●			○
Rinderroulade mit Sauce, 400 g	22,41	2,54	●			○
Rindersteak mit Kräuterbutter, 250 g	29,96	1,95	●			○
Roastbeef, gebraten, 300 g	27,42	2,00	●			○
Rumpsteak mit Zwiebeln, 300 g	38,77	2,18	●			○
Sauerbraten, rheinisch, 350 g	16,19	1,95	●			○
Saumagen, gefüllt, 130 g	8,97	0,83	●			○
Schaschlik, 250 g	22,71	1,44	●			○
Schlachtplatte mit Kraut, 500 g	9,47	4,04	●			○
Schweinebauch (Wellfleisch), 200 g	13,19	1,35	●			○
Schweinefilet mit Sauce, 250 g	17,91	1,32	●			○
Schweinekotelett, gebraten, 200 g	24,21	1,49	●			○
Schweinerollbraten mit Sauce, 300 g	23,81	1,63	●			○
Schweineschnitzel, gebraten, 160 g	24,90	1,08	●			○
Schweineschnitzel paniert, 180 g	17,49	1,20	●			○
Schweinesteak, 150 g	23,28	1,08	●			○
Schweinshaxe, geschmort, 300 g	12,34	2,02	●			○
Serbisches Reisfleisch, 350 g	9,69	1,65	●			○
Szegediner Gulasch, 350 g	6,48	2,02	●			○
Tafelspitz mit Meerrettichsauce, 400 g	17,39	2,46	●			○
Wiener Schnitzel, 150 g	14,33	0,80	●			○
Wildragout mit Pfifferlingen, 300 g	10,69	1,61	●			○

Lebensmittel (verzehrbarer Anteil pro Portion)	PRAL-Wert mÄq	Kochsalz g	sauer	neutral	basisch	Gesundheits-Ampel
Fertiggerichte: Geflügel						
Brathähnchen, 250 g	25,24	1,57	●			🟡
Ente, gebraten, mit Sauce, 300 g	13,71	1,67	●			🟡
Gänsebraten mit Sauce, 300 g	16,56	1,97	●			🟡
Geflügelkroketten, 200 g	10,74	1,26	●			🟡
Geflügelsalat mit Ananas, 100 g	3,62	0,56	●			🟡
Hähnchenbrustfilets, gebraten, 250 g	29,18	1,70	●			🟡
Hähnchenschenkel, 300 g	26,89	2,24	●			🟡
Hühnerfrikassee, 450 g	17,36	2,40	●			🟡
Putenbrust mit Sauce, 250 g	6,95	1,51	●			🟡
Putenragout, 350 g	13,86	2,03	●			🟡
Eiergerichte						
Ei, gekocht, gesalzen, 60 g	6,40	0,28	●			🟡
Eier, pochiert (verlorene Eier), 120 g	12,78	0,17	●			🟡
▪ russisch, 120 g	10,31	0,71	●			🟡
Eiersalat mit Käse und Wurst, 150 g	14,47	1,20	●			🟡
▪ mit Tomaten, 150 g	3,25	0,94	●			🟢
Eierstich mit Kräutern, 140 g	9,43	0,89	●			🟢
Käsefondue Waadtländer Fondue, 270 g	29,89	1,33	●			🔴
Omelett, 250 g	22,17	1,76	●			🟡
▪ mit Champignons, 200 g	11,99	1,27	●			🟡
▪ mit Käse, 170 g	20,64	1,29	●			🟡
Rührei, 200 g	17,28	1,28	●			🟡
▪ mit Schinken und Pfifferlingen, 300 g	−1,15	2,72			●	🟡
▪ mit Speck, 200 g	13,97	1,21	●			🟡
Spiegelei, 130 g	12,95	0,92	●			🟡
▪ auf Spinat, 230 g	−12,43	1,37			●	🟡
▪ mit Schinken, 160 g	15,88	1,80	●			🟡

Fertiggerichte: Fisch & Meeresfrüchte

Lebensmittel (verzehrbarer Anteil pro Portion)	PRAL-Wert mÄq	Kochsalz g	sauer	neutral	basisch	Gesundheits-Ampel
Aal in grüner Sauce, 250 g	13,08	1,19	●			🟢
Barsch in Folie gebacken, 250 g	21,39	1,55	●			🟢
Brathering, 200 g	19,49	1,44	●			🟢
Fischfrikadellen, 180 g	15,04	1,42	●			🟢
Fischstäbchen, paniert (TK), 150 g	14,45	0,96	●			🟡
Flunder, gebraten, 250 g	19,07	1,84	●			🟢
Forelle, blau, 200 g	22,88	1,37	●			🟢
▪ Müllerin, 200 g	21,76	1,23	●			🟢
Forellenfilets, gebraten, 200 g	23,47	1,25	●			🟢
Garnelen in Senfsauce, 180 g	10,75	1,07	●			🟢
Hamburger Heringssalat, 150 g	9,04	1,28	●			🟢
Hamburger Pfannfisch, 250 g	0,53	1,58		●		🟡
Hecht in Rahmsauce, 300 g	16,95	1,97	●			🟢
Heilbutt, paniert, gebraten, 200 g	19,05	1,34	●			🟢
Heringsfilet in saurer Sahne, 250 g	9,86	13,02	●			🟢
Heringssalat, 150 g	0,59	0,74		●		🟢
▪ mit Sahnesauce, 150 g	2,10	1,19	●			🟡
Hummer, amerikanische Art, 200 g	20,42	1,48	●			🟢
Hummersalat mit Mayonnaise, 150 g	7,97	0,94	●			🟡
Jakobsmuscheln, provenzalisch, 200 g	4,39	1,55	●			🟢
Kabeljau, gebraten, mit Gemüse, 300 g	10,28	1,97	●			🟢
▪ gekocht, 200 g	17,20	1,44	●			🟢
▪ paniert, gebraten, 200 g	16,30	1,32	●			🟡
Karpfen, blau, 200 g	20,78	1,25	●			🟢
▪ polnische Art, 250 g	8,38	1,56	●			🟢
Krabben-Cocktail mit Mayo, 150 g	2,10	1,71	●			🟡
Krebse in Dill, 200 g	12,74	1,07	●			🟢
Lachs, gekocht, 200 g	21,96	1,20	●			🟢
Lachsfilets, gebraten, 200 g	20,88	1,21	●			🟢

Die Lebensmitteltabelle | 79

Lebensmittel (verzehrbarer Anteil pro Portion)	PRAL-Wert mÄq	Kochsalz g	sauer	neutral	basisch	Gesundheits-Ampel
Leng, paniert, gebraten, 200 g	17,58	1,46	●			🟢
Makrele, paniert, gebraten, 150 g	14,15	0,99	●			🟠
Matjesfilet, 200 g	12,76	11,92	●			🟠
Matjeshering mit Zwiebeln, 250 g	16,47	15,13	●			🟠
Muscheln im Weißweinsud, 200 g	7,55	1,34	●			🟢
Ragout vom Fisch, 250 g	11,94	1,39	●			🟢
Riesengarnelen, gegrillt, 300 g	37,67	1,85	●			🟢
Rollmöpse, 80 g	3,72	4,73	●			🟢
Rotbarsch in Dillsauce, 250 g	17,29	1,35	●			🟢
▪ paniert, gebraten, 200 g	18,69	1,36	●			🟠
▪ polnische Art, 200 g	7,03	1,19	●			🟢
Rotzungen, paniert, gebraten, 200 g	16,92	1,38	●			🟠
Sardinen, neapolitanische Art, 200 g	6,28	0,79	●			🟢
Scampi in Tomatensauce, 200 g	8,42	1,22	●			🟢
Schellfisch, gekocht, 200 g	19,77	1,53	●			🟢
Schnecken, Burgunder Art, 180 g	0,17	1,01		●		🟢
Scholle in Weißweinsauce, 250 g	12,99	1,74	●			🟢
Schollenfilet, 200 g	18,40	1,41	●			🟢
Schwertfisch, gedünstet, 200 g	16,35	1,07	●			🟢
▪ gebraten, mit frischem Gemüse, 400 g	−0,01	2,22		●		🟢
Seezunge, gebraten, 200 g	16,82	1,46	●			🟢
▪ Müllerinart, 200 g	18,30	1,57	●			🟢
Speckscholle, 250 g	18,01	3,27	●			🟢
Steinbutt, gebraten, 200 g	15,55	1,18	●			🟢
▪ gekocht, 200 g	16,44	1,56	●			🟢
Thunfisch in Weißweinsauce, 250 g	9,26	1,20	●			🟢
▪ vom Grill, 200 g	19,55	1,28	●			🟢
Thunfischsalat mit Mayo, 100 g	3,59	1,76	●			🟢
▪ mit Tomaten, 200 g	3,11	1,21	●			🟢
Tintenfisch, gebraten, 280 g	21,15	1,53	●			🟢
Zander Müllerinart, 200 g	14,82	1,11	●			🟢

Lebensmittel (verzehrbarer Anteil pro Portion)	PRAL-Wert mÄq	Kochsalz g	sauer	neutral	basisch	Gesundheits-Ampel
Süßspeisen & Desserts						
Apfel im Schlafrock, 250 g	1,03	0,14	●			🟢
Apfelkompott, 250 g	−4,60	0,01			●	🟢
Apfelmus, 250 g	−4,53	0,01			●	🟢
Apfelpfannkuchen, 250 g	4,17	0,69	●			🟢
Apfelstrudel, 250 g	−1,93	0,21			●	🟢
Aprikosenkompott, 250 g	−9,77	0,01			●	🟢
Arme Ritter, 150 g	4,08	0,67	●			🟡
Bananenquark, 250 g	15,67	0,49	●			🟢
Bayerische Creme, 200 g	0,61	0,34		●		🟢
Birne Helene, 300 g	2,68	0,26	●			🟢
Birnenkompott, 250 g	−3,73	0,01			●	🟢
Blaubeerkompott, 250 g	−2,01	0,01			●	🟢
Bratäpfel mit Rosinen und Mandeln, 250 g	−5,35	0,01			●	🟢
Brombeerkompott, 250 g	−6,35	0,01			●	🟢
Crêpes Suzette, 200 g	7,51	0,44	●			🟡
Dampfnudeln, 110 g	2,85	0,14	●			🟡
Eiskaffee, 250 g	0,15	0,19		●		🟡
Erdbeercreme, 200 g	−1,91	0,07			●	🟡
Erdbeereis, 100 g	−0,93	0,08		●		🟡
Flammeri mit Erdbeeren, 250 g	3,47	0,14	●			🟡
Früchtecreme, 200 g	−2,55	0,23			●	🟡
Fruchteis, 75 g	−0,67	0,04		●		🟡
Fürst-Pückler-Eis, 250 g	1,30	0,21	●			🟡
Gebrannte Creme, 200 g	2,31	0,20	●			🟡
Germknödel, 330 g	2,29	0,08	●			🟡
Grießauflauf, 250 g	3,77	0,57	●			🟡
Haselnusscreme, 200 g	2,99	0,42	●			🟢
Hefeplinsen, 150 g	6,65	0,50	●			🟡
Joghurtcreme, 200 g	3,05	0,42	●			🟢

Die Lebensmitteltabelle | 81

Lebensmittel (verzehrbarer Anteil pro Portion)	PRAL-Wert mÄq	Kochsalz g	sauer	neutral	basisch	Gesundheits-Ampel
Kaffeecreme, 200 g	0,73	0,26		●		🟡
Kaiserschmarrn, 250 g	6,98	0,68	●			🟡
Kompott, gemischt, 250 g	−2,88	0,01			●	🟢
Mokkacreme, 200 g	2,94	0,47	●			🟡
Mousse au chocolat, 200 g	2,98	0,25	●			🟡
Obstsalat, 200 g	−7,47	0,01			●	🟢
Omelette en surprise, 200 g	1,66	0,22	●			🟡
Orangenspeise, 200 g	0,44	0,34		●		🟡
Palatschinken, 150 g	3,77	0,27	●			🟡
Pfannkuchen mit Konfitüre, 250 g	10,06	0,54	●			🟡
Pfirsich Melba, 250 g	−1,55	0,11			●	🟢
Pfirsichkompott, 250 g	−5,12	0,01			●	🟢
Pflaumenkompott, 250 g	−6,65	0,01			●	🟢
Quarkcreme, 250 g	13,74	0,21	●			🟡
Rhabarberkaltschale, 350 g	−9,47	0,02			●	🟢
Rote Grütze, 250 g	−4,23	0,01			●	🟢
Salzburger Nockerln, 250 g	5,93	0,50	●			🟡
Sauerkirschkompott, 250 g	−3,45	0,01			●	🟢
Scheiterhaufen, 300 g	7,26	1,34	●			🟡
Schokoladencreme, 200 g	3,70	0,45	●			🟡
Schokoladeneis, 100 g	2,07	0,13	●			🟡
Schokoladenpudding, 250 g	8,58	0,56	●			🟡
Stachelbeerkompott, 250 g	−5,64	0,01			●	🟢
Topfenknödel, 250 g	9,68	0,38	●			🟡
Vanillecreme, 200 g	4,00	0,19	●			🟡
Vanilleeis, 100 g	2,26	0,13	●			🟡
Vanillepudding, 250 g	−0,25	0,39		●		🟡
Waffeln, einfach, 150 g	1,28	0,24	●			🟡
Weincreme, 200 g	0,10	0,09		●		🟡
Zitroneneis, 100 g	−0,39	0,02		●		🟡
Zitronenspeise, 250 g	−8,80	0,07			●	🟢
Zwetschgenknödel, 200 g	−4,76	0,19			●	🟢

Zum Nachschlagen

Register der Lebensmittel

Aal 51
– in grüner Sauce 78
– suppe, Hamburger 62
Acerola 34
– saft 45
Agar-Agar 34
Alkoholische Getränke 45
Amerikaner 33
Ananas 34
– saft 45
Anchovis 51
Anis 47
Apfel 34
– im Schlafrock 80
– essig 47
– kompott 80
– kuchen 33
– Meerrettich-Sauce 48
– mus 80
– pfannkuchen 80
– reis (mit Mandeln) 72
– saft 45
– strudel 33, 80
– und Kartoffeln (s. Himmel und Erde)
– wein 45
Aprikose(n) 34
– kompott 80
Appenzeller 43
Arme Ritter 80
Artischocken 35
– böden, gefüllt 57
Auberginen 36
– gerichte 57
– salat 55
Aufstriche, herzhafte 54
Avocado 34

Bachsaibling 51
Backpulver 34
Backwaren 30
Backzutaten 34
Baguette 30
– mit Parmaschinken 73
– mit Mozzarella 73
– mit Salami 73
Banane(n) 34
– quark 80
Bambussprossen 42
Bandnudeln 32
– mit Schinken 70
Barbecuesauce 48
Barsch in Folie 78
Basilikum 35
– nudeln 70
Bauernfrühstück 66
Bayerische Creme 80
Béchamel
– kartoffeln 66
– sauce 48
Bel Paese 43
Bergkäse 43
Berliner (Krapfen) 33
Berner Rösti 39, 66
Big Mac 73
Bienenstich 32
Bier 46
Bier mit Limonade 46
Bierschinken 54
Bigosch 60
Birne(n) 34
– Helene 80
– kompott 80
– saft 45
Biskuitrolle 32
Bitterschokolade 50
Blattspinat 36
– mit Schalottenbutter 57
Blätterteigtaschen, griechisch 68
Blätterteigaprikosenteilchen 32

Zum Nachschlagen | 83

Blaubeerkompott 80
Blauschimmelkäse 43
Bleichsellerie 36
Blumenkohl 36, 55
– cremesuppe 60
– gerichte 57
Blutwurst 54
– suppe 60
Bohnen
– eintöpfe 60
– Paprika-Salat 55
– sprossen 42
– suppen 60
Bockwurst 54, 73
Bohne(n), grün 36, 57
– eintöpfe 62
– salat 55
Bohne, weiß 40
Bohnenkaffee 45
Bohnenkraut 36
Bohnensalat 39
Bohnensprossen 42
Borretsch 36
Borschtsch 60
Bouillabaisse 60
Bouillonkartoffeln 66
Branntwein 46
Bratäpfel 80
Brathähnchen 53, 77
Bratensauce, dunkel 48
Brathähnchen 77
Brathering 78
Bratkartoffeln 66
Bratwurst, Pfälzer 76
Bratensauce (dunkel) 48
Brechbohnen-Eintopf 60
Brie 43
Brokkoli 36
– gerichte 57
Brombeer(e) 34
– kompott 80
– saft 45
Brot 30
Brotsuppe 60
Brötchen mit Butter 73
Brunnenkresse 36
Brühe gekörnt 47
Brühnudeln mit Gemüse 60

Brühreis mit Geflügel 60
– mit Rindfleisch 60
Buchweizen 31
– grütze 32
– mehl 31
Budapester Salat 55
Bulgur 31
Burgunder 46
Butter 42
– käse 43
– keks 33
– milch 42
– milchsuppe rheinisch 68
– nockerln 68
– reis 72

Cabanossi 54
Cashewnuss 41
Camembert 43
Calvados 46
Cayennepfeffer (s. Chili)
Cervelatwurst 54
Champagner 46
Champignon 40
– cremesuppe 60
– suppe 60
– gerichte 57
Cannelloni al gratin 70
Chester 43
Cheeseburger 73
Chicorée 36, 57
– salat 55
Chili 47
– con carne 60
– schote 37
– sauce 48
Chinakohl 36
– salat 55
Chinesische Suppe 60
Chips 39
Club-Sandwich 73
Cocktaildressing 48
Cognac 46
Colagetränk 45
Cordon Bleu 75
Corned Beef 52
Cornflakes 32

Cornichons 39
Crème fraîche 42
Crêpes Suzette 80
Croissant 33
Cumberlandsauce 48
Curry 47
– reis 72
– Reis-Fleisch 75
– sauce 48
– suppe 61
– wurst mit Brötchen 73
Couscous 68

Dampfnudeln 80
Danablu 44
Dattel 34
Debreziner 54
Desserts 80 f.
Döner 73
Dickmilch 43
Dill 36
– sauce 48
Dressings 48 f.

Edamer 44
Edelkastanie (Marone) 41
Edelpilzkäse 44
Ei 34
– gekocht 77
– pochiert 77
– russisch 77
Eier
– flockensuppe 61
– gerichte 77
– likör 46
– sauce 48
– salate 77
– stich 61, 77
Einbrennsuppe 61
Eintöpfe 60
Eisbein 75
Eisbergsalat 36
Eiskaffee 80
Eiskonfekt 50
Eierteigwaren 31
Emmentaler 44
Endiviensalat 36, 55
Ente 53

– gebraten 77
Erbsen 36, 39, 40
– Eintopf 61
– gedünstet 57
– sprossen 42
– suppen 61
Erbspüree 57
Erdbeer(e) 34
– creme 80
– eis 80
Erdnuss 41
– gesalzen 41
– mus 41
Esrom 44
Essig-Kräuter-Sauce 48
Essig-Öl-Marinade 48
Estragon 36

Fasan 53
Fast Food 73
Feige (getrocknet) 34
Feldsalat 36, 55
Fenchel(samen) 36
– gerichte 57
– salat 55
Fisch 51
– Eintopf mit Speck 61
– Fertiggerichte 78
– frikadellen 78
– kraftbrühe 61
– Pichelsteiner 61
– ragout 79
– stäbchen 78
Flädlesuppe 61
Flammeri mit Erdbeeren 80
Fleisch 52, 53
– brühe 48, 61
– Fertiggerichte 75
– fond 52
– pastete 75
– produkte 52
– mit Nudeln 61
– sauce (dunkel) 48
Flunder 78
Forelle 51
– blau 78
– Müllerin 78
– filets gebraten 78

Fortina 44
Frankfurter grüne Kräutersauce 48
Französische Zwiebelsuppe 61
Fränkische Klöße 69
French Dressing 48
Frischeteigwaren 32
Frikadelle 75
– mit Brötchen 73
– mit Kartoffelsalat 73
– mit Pommes Frites 73
Fruchteis 80
Fruchtgummi 50
Fruchtsaftlikör 46
Fruchtsirup 50
Fruchtzucker 50
Früchtecreme 80
Früchte, kandierte 50
Früchtetee 45
Frühlingspastete 54
Frühlingspüree 66
Frühlingsrolle 69, 74
Frühlingssuppe 61
Frühstücksaufstriche 50
Frühstückscerealien 32
Fürst-Pückler-Eis 80

Gaisburger Marsch 61
Gans 53
Gänsebraten 77
Gänseleber 53
– pastete 75
Gänseschmalz 53
Garnelen 78, 79
Gazpacho 61
Gebrannte Creme 80
Geflügel 53
– brühe 61
– cremesuppe 61
– Fertiggerichte 77
– kroketten 74, 77
– salat 77
Gelatine 34
Gelee 50
Gemüse 36
– brühe 61
– burger 57
– cremesuppe 61
– Fertiggerichte 57 f.

– konserven 39
– paprika 36
– reis 72
– risotto 72
– salat 55
– suppe 62
Germknödel 69, 80
Gerstenschrot 31
Gerstensuppe, Bündner 61
Gerstenvollkornflocken 31
Getränke,
– alkoholische 46
– nichtalkoholische 45
Getreide 31
– bratling 57
– flocken 32
– gepuffte 32
– produkte 31
– speisen 68
– sprossen 42
Gewürze 47
Gewürzgurken 39
Gewürznelken 47
Gorgonzola 44
Gouda 44
Granatapfel 34
Grapefruit 34
– saft 45
Graupenrisotto 69
Graupensuppe 61
Greyerzer 44
Griechischer Bauernsalat 55
Grieß
– auflauf 68, 80
– brei 68
– klöße 69
– klößchensuppe 62
– nockerln 62, 68
– pudding mit Kräutern 68
– suppe 62
– suppe mit Milch 68
Grillsauce mexikanisch 48
Grünkern 31
– Gemüsebratling 57
– mehl 31
– mehlsuppe 62
– küchlein 57
– suppe 62

Grünkohl **36, 58**
– Eintopf **62**
Guave **34**
Gulaschsuppe **52**
Gurke **36, 86**
– Eintopf mit Pilzen **62**
– gedünstet, in Specksauce **58**
– süß-sauer **39**
– salat **55**

Hackbraten mit Sauce **75**
Hackfleischsauce italienisch **48**
Hagebutte **34**
Hafer **31**
– flockenbrei **68**
– flocken mit Trockenobst **32**
– flockensuppe **62**
– mehl **31**
– schleim **62**
– schrot **31**
– vollkornbrot **30**
– vollkornflocken **31**
Hamburger **74**
Hähnchenbrustfilets **77**
Hähnchenschenkel **77**
Hase(n) **53**
– braten **75**
Haselnuss **41**
– creme **80**
– pastete **54**
Hecht **51, 78**
Hefeklöße **68**
Hefeteig mit Kartoffeln **67**
Hefeplinsen **80**
Hefezopf **33**
Heidelbeere **34**
Heilbutt **51**
– paniert **79**
Hering(s) **51**
– filet in saurer Sahne **78**
– sauce **48**
– salat **78**
Heidelbeere **34**
Himbeere **34**
Himbeersaft **45**
Himmel und Erde **66**
– mit Blutwurst **66**
Hirsch **53**

– braten **75**
Hirse **31**
– brot **30**
– mehl **31**
– vollkornflocken **31**
Holländischer Eintopf **62**
Holländische Sauce **48**
Honig **50**
– kuchen **33**
– melone **34**
Hörnchennudeln mit Quark **70**
Hühner
– brühe **62**
– suppe **63**
– ei **34**
– frikassee **77**
Hülsenfrüchte **40**
– produkte **40**
Hummer, amerikanische Art **78**
– salat **78**
Hüttenkäse **44**

Innereien **53**
Instantkaffee **45**
Irish Stew **62**
Italian Dressing **48**
Italienischer Salat **55**

Jakobsmuschel **51, 78**
Jägerfrühstück **66**
Jägerpilzsuppe **62**
Joghurt **43**
– creme **80**
– dressing **49**
– Salatsauce **48**
Johannisbeere **35**

Kabeljau **51, 78**
Kaffeecreme **81**
Kaiserschmarrn **81**
Kaki **35**
Kalb(s)
– bries **53**
– brühe **62**
– brust gefüllt **75**
– fleisch **52, 76**
– fleischsülze **54**
– frikassee **52**

- geschnetzeltes **75**
- gulasch **75**
- haxe **75**
- kotelett **75**
- leber **53, 75**
- leberwurst **54**
- medaillons in Weißwein **75**
- nieren **53**
- nierenbraten **75**
- ragout **75**
- rahmbraten **75**
- schnitzel **75**

Kaninchenbraten mit Speck **75**
Kantalupe **35**
Kakaopulver **50**
Kapern **47, 48**
Kardamon **47**
Karpfen **51, 78**
Kartoffel(n) **39, 66, 68**
- auflauf **66**
- bratlinge **66**
- brei **39, 66**
- chips **39**
- eintöpfe **66**
- Fertiggerichte **66**
- flocken **39**
- Gemüsekuchen **66**
- gratin **66**
- kloß **39, 66, 68**
- kroketten **66**
- küchlein **66**
- maultaschen **66**
- mit Kräuterquark **72**
- mit Nudeln und Ei **68**
- Möhren-Eintopf **67**
- produkte **39**
- puffer **66, 68**
- salate **66** f.
- stärke **39**
- sticks **39**
- suppen **67**

Käse **43**
- Dressing **49**
- Fondue **77**
- kuchen **33**
- nocken **68**
- pilaw **72**
- sauce **48**
- spätzle **70**
- toast **74**
- Wurstsalat **74**

Kasseler **54**
- kotelett **75**

Kaviar **51**
Kefir **43**
Kekse **33**
Kerbel **36**
Kichererbsen **40, 42**
Kidneybohnen **40**
Kiwi **35**
Kirschsaft **45**
Knäckebrot **30**
- mit Butter **74**

Knoblauch **36**
Knödel, böhmische **68**
Knödelmehl **39**
Knollensellerie **37**
Kochkäse **44**
Kohlrabi **37, 58**
- Eintopf **62**
- salat **55**

Kohlroulade **39, 58**
Kohlrübe(n) **37**
- Eintopf **62**
- mit Speck **58**

Kokosfett **42**
Kokosnuss **41**
Kompott **81**
Kondensmilch **43**
Konfitüre **50**
Königinsuppe **62**
Königsberger Klops **75**
Kopfsalat **37, 55**
Koriander **47**
Krabben **51, 78**
Kraftbrühe **62** f.
Krakauer **54**
Krautsalat mit Speck **56**
Krautspätzle **70**
Kräuter **36**
- likör **46**
- Sahne-Kartoffeln **67**
- Sahne-Sauce **48**
- salz **47**
- tee **45**

Krebse in Dill **78**

Krebssuppe 63
Kresse 37
Kroketten 39, 67
Kuchen 33
Kuhmilch (s. Milch)
Kurkuma 47
Kürbis 37, 39
– kern 41
– cremesuppe 63
– gerichte 58
– suppe 63
Kümmel 47
– käse 44
– kartoffeln 67
Kutteln 53

Labskaus 67
Lachs 51, 78
– filet 78
Landjäger 54
Lakritze 50
Lamm 53
– braten 75
– Curry 75
– filet 75
– kotelett 75
– ragout 75
Languste 51
Lasagne al forno 70
Lauch 37, 58
– cremesuppe 63
– eintopf 63
– salat 56
– suppe 63
Laugengebäck 30
Leberkäse 54
– gebraten 75
Leberknödel 53, 75
– suppe 63
Leberpastete 76
Leberspätzlesuppe 63
Leber
– und Blutwurst 76
– suppe 63
– wurst 54
Leinöl 42
Leinsamen 41
Leipziger Allerlei 58

Lengfisch 51, 79
Liebstöckel 36
Limabohnen 40
Limburger 44
Limette 35
Limettensaft 45
Linsen 40, 42
– eintöpfe 64
– gemüse 58
– sprossen 42
– suppen 63
Linzertorte 33
Lippischer Pickert 67
Litschi 35
Lorbeer 37
Löffelbiskuit 33
Löffelerbsen 63
Löwenzahn 36
Luan-Dressing 48
Luzernensprossen (Alfalfa) 42
Lyoner 54

Macadamianuss 41
Madeira 46
– sauce 48
Mais 31
– keimöl 42
Majoran 37
Makkaroni 32
– auflauf 70
– mit Tomatensauce 70
– mit vier Käsesorten 70
Makrele 51, 79
Malakoffsuppe 63
Malzkaffee 45
Mandarine 35
Mandel 41
– sauce 48
Mango 35
– Chutney 47
– saft 45
Mangold 37, 58
Margarine 42
Marinaden 47
Marone (s. Edelkastanie)
Markklößchen 52
Marmelade 50
Marmorkuchen 33

Marzipan 50
Matjeshering 79
Maultaschen 70
Mayonnaise 49
Meeresfrüchte 51
– Fertiggerichte 78
Meerrettich 37
– sauce 49
Meersalz 47
Mehle 31
Mehlkloß mit Backobst 69
Mehlspeisen 68
Mehrkornbrot, -brötchen 30
Mehrkornflocken 32
Mehrkornschrot 31
Melassesirup 50
Milch 43
– produkte 42
– reis 72
– reis mit Backobst 72
– reis mit Zimt und Zucker 72
– speisen 68
Mineralwasser 45
Minestrone 63
Miso 40
Mixed Pickles 39
Mohn 41
Mokkacreme 81
Molke 43
Morchel 40
Möhre(n) 37, 58
– eintopf 64
– salat 39, 56
– suppen 64
Most 46
Mousse au chocolat 81
Mozzarella 44
Muffins 33
Mungobohnen 40
– sprossen 42
Musaká 58
Muschel(n)
– suppe 64
– im Weißweinsud 79
Muskatnuss 47
Müsli 32
– riegel 50
Münster 44

Nasi Goreng 72
Nektarine 35
Nizza-Salat 56
Nougat 50
Nudel(n) 32
– auflauf 70
– Eintöpfe 64
– Fertiggerichte 70 f.
– grüne 70
– mit Gorgonzola 70
– salat 56, 70 f.
– suppe 64
Nürnberger Lebkuchen 33
Nuss 41
– ecke 33
– kuchen 33
– Nougat-Creme 50

Ochsenschwanzsuppe 53, 64
Obst 34
– essig 47
– salat 56, 81
– torten 33
Okra 37
Oliven 37
– öl 42
– pastete 54
Omelett 77
– en surprise 81
Orange(n) 35
– limonade 45
– saft 45
– speise 81
Oregano 37
Osso buco 76
Ovomaltine 50

Paella 72
Pak-Choi 37
Palatschinken 81
Papaya 35
Paprika 47
– gerichte 58
– rahmsuppe 64
– salat 56
Paranuss 41
Parmesan 44
Passionsfrucht 35

Pastinake 37
Pekanuss 41
Peperonisalat 56
Perlzwiebel 37
Petersilie(n) 37
– kartoffeln 67
Pfannkuchen 68
– gefüllt 68
– mit Konfitüre 81
– rolle 68
Pfeffer 47
– sauce 49
– steak 76
Pfefferminze 37
Pfifferling 40
– gerichte 58
Pfirsich 35
– kompott 81
– Melba 81
– saft 45
Pflanzenfette 42
Pflanzenöle 42
Pflaume(n) 35
– kompott 81
– mus 50
– saft 45
Pichelsteiner 53, 64
Pilaw 72
Pils 46
Pilz 39
– ragout 58
– sauce 49
– suppe 64
Pimpinelle 37
Pinienkerne 41
Pistazie 41
Pistazienklößchen 64
Pizza
– al formaggio 68
– al funghi 69
– Margherita 69
– napoletana 69
– quattro stagioni 69
– Salami 69
– siciliana 69
– tonno 69
Plätzchen 33
Plundergebäck 33

Polenta 69
Pommes Frites 39, 67
– mit Ketchup 74
– mit Mayonnaise 74
Porree (s. Lauch)
Portwein 46
Portulak 37
Püreesuppen (Gemüse) 64
Preiselbeer(e) 35
– marmelade 35
– sauce 49
Puffmais 31
Puffreis 32
Pumpernickel 30
Pute(n) 53
– brust 77
– ragout 77

Quark 44
– creme 81
– sauce 49
Quitte 35

Radicchio 37, 56
Radieschen 38
Ragout fin 53
Rapsöl 42
Ratatouille 58
Ravioli 31, 71
Rebhuhn 53
Reh 53
– rücken 76
Reibekuchen, rheinisch 67
Reis 31, 72
– auflauf 72
– crispies 32
– Fertiggerichte 72
– gekocht 72
– mit Zwiebeln 72
– pudding, englischer 72
– salat 56
– salat mit Thunfisch 72
– salat süßsauer 72
– suppen 64
Remouladensauce 49
Renke 51
Rettich 37, 56
Rhabarberkaltschale 81

Zum Nachschlagen | 91

Ricotta 44
Rinder
– braten 76
– filet 76
– kotelett 76
– leber 53, 76
– ragout 76
– roulade 76
– steak 76
– zunge 53
Rindfleisch 52
– brühe 64
– gulasch 53
– sülze 54
Risi Bisi 72
Risotto 72
Roastbeef 76
Rosinen 35
Röstkartoffeln mit Nudeln 67
Roggen 30, 31
Roggenbrötchen 30
Roggenmehl
Roggenmischbrot 30
Roggenvollkornbrot 30
Rollmops 79
Romadur 44
Romana-Salat 37
Roquefort 44
– Dressing 49
Rosenkohl 37
– gerichte 58
– suppe 64
Rosinen 35
– brot 30
Rosmarin 37
Rostbratwurst 54
Rotbarsch 51, 79
Rote Bete 39, 58
– Salat 56
– Suppe 64
Rote Grütze 81
Rotkohl 38
– gerichte 59
– salat 56
Rotwein 46
– sauce 49
Rotzunge, paniert 79
Rumkugeln 50

Rumpsteak 76
Russische Krautsuppe 64
Russische Sauce 49
Russischer Salat 56
Russisches Salatdressing 49
Rührei 91
– mit Schinken 91
– mit Schinkenröllchen 91
– mit Speck 91

Sachertorte 33
Sago 49
Sahne 43
– kartoffeln 67
Salbei 38
Salami 54
– knödel 69
Salat 36, 55 f.
– orientalisch 56
Salatsauce
– italienisch 49
– mit Meerrettich 49
– mit saurer Sahne 49
Salzgebäck 30
Salzkartoffeln 67
Salzburger Nockerl 81
Samen 41
Sandkuchen 33
Sandwich 74
Sardelle(n) 49, 51
Sardine 51
– neapolitanische Art 79
Sauerbraten 76
Sauerkirsch(e) 35
– saft 45
– kompott 81
Sauerkraut 38, 59
– Eintopf 64
– suppe 65
Sauermilchkäse 44
Saumagen 76
Saure Sahne 43
Sauce Béarnaise 49
Sauce Mornay 49
Sauerampfer 38
Scampi in Tomatensauce 79
Schafskäse (Feta) 44
Schafsmilch 43

Schalotte 38
Schaschlik 74, 76
Schaumzuckerwaren 50
Scheiblettenkäse 44
Scheiterhaufen 81
Schellfisch 51, 79
Schichtkäse 44
Schinken 54
– kartoffeln 67
– Käse-Toast 74
– knödel 69
– pastete 69
– risotto 72
– speck 54
Schlachtplatte 76
Schlehe 35
Schlesisches Himmelreich 65
Schnecken 79
Schneebällchen 67
Schnittlauchquark 69
Schusterpfanne 65
Schmand 43
Schmelzkäse 44
Schmorgurken 59
Schnittlauch 38
– quark
Schokodragees 50
Schokolade(n) 50
– creme 81
– eis 81
– pudding 81
– torte 33
Scholle 51, 79
Schupfnudeln 67
Schwarzwälder Kirschtorte 33
Schwarzwurzel 38, 58
Schwedenmilch 43
Schweine
– bauch 76
– filet 76
– fleisch 52
– kotelett 76
– rollbraten 76
– schnitzel 76
– steak 76
Schweinshaxe 77
Schwertfisch 51, 79
Seeteufel 51

Seezunge 51, 79
Sekt 46
Sellerie 36
– püree 59
– salat 39, 56
– scheiben 59
– suppe 64
– Lauch-Cremesuppe 65
Semmelbrösel 30
Semmelknödel 69
Senatorentopf 65
Senf 47
– sauce 49
Senfgurke 39
Serbische Bohnensuppe 65
Serbisches Reisfleisch 76
Serviettenkloß 69
Sesam 41
– öl 42
Sherry 46
– sauce 49
Shiitakepilz 40
Siebenbürger Reiseintopf 65
Sojaprodukte 40
Sojabrot 30
Sojamehl 31
Sojamilch 40
Sojaöl 42
Sojasprossen 42
Sojateigwaren 32
Sommersalat mit Möhren 56
Sonnenblumenkerne 41
Sonnenblumenöl 42
Spaghetti 32
– gerichte 71
Spanferkel 53
Spanischer Eintopf 65
Spargel 38
– (creme)suppe 65
– gerichte 59
– salat 56
Spätzle 32, 71
Speckkartoffeln 67
Speckpfannkuchen 69
Speckscholle 79
Specktorte, lothringisch 69
Speisesalz 47
Speisewürze 47

Zum Nachschlagen | 93

Spekulatius **33**
Spiegelei **77**
Spinat **38**
– mit Rahm **58**
– nocken **69**
– püreesuppe **65**
Spitzkohl **38**
– gedünstet **59**
Sprossen **42**
Stachelbeer(e) **35**
– kompott **81**
Steckrüben **59**
– Eintopf **65**
Steierisches Hammelfleisch **65**
Steinbutt **51, 79**
Steinpilz **40**
– gerichte **59**
Stilton **44**
Stollen **33**
Streichmettwurst **54**
Streuselkuchen **33**
Strudelteig **34**
Studentenfutter **41**
Süßkirsche **35**
Suppen **60** f.
– grün **38**
– huhn **53**
– nudeln **32**
Süßkirschen **35**
Süßspeisen **80**
Süßwaren **50**
Szegdiner Gulasch **76**

Tabasco **47**
Tafelspitz **76**
Tagliatelle
– grün mit Muscheln **70**
– mit Hühnchen **71**
– mit Kalbsgulasch **71**
– mit Pilzsauce **71**
– mit Schinken **71**
– mit Tomaten **71**
Tahin **41**
Tee, grün **45**
Tee, schwarz **45**
Teewurst **54**
Teige **34**
– mit Ei **71**

– aus Hartgrieß **32**
Teigwaren **32**
Teltower Rübchen **38**
– gedünstet **59**
Tempeh **41**
Thousand-Island-Salatdressing **49**
Thunfisch **51, 79**
– salat **79**
Tilsiter **44**
Tintenfisch **52, 79**
Tiroler Geröstel **67**
Tiroler Knödel **69**
Thymian **38**
Tintenfisch **51**
Toastbrot **30**
Toast Hawai **74**
Tofu **41**
Tomate(n) **38, 39**
– (creme)suppe **65**
– gefüllt mit Oliven **59**
– Gurkensalat **59**
– in Sahnesauce **59**
– kartoffeln **67**
– ketchup **47, 59**
– mark **47**
– mit Hackfleisch **59**
– Paprika **39**
– provenzalische Art **59**
– reis **72**
– salat **56**
– sauce italienisch **49**
– spätzle **71**
Topfenknödel **81**
Topinambur **38**
Torten **33**
Trappistenkäse **44**
Traubensaft **45**
Traubenzucker **50**
Trinkwasser **45**
Trüffel **40**
Tzatziki **49, 90**

Ungarische Krautsuppe **65**

Vanille
– creme **81**
– eis **81**
– pudding **81**

- sauce 49
- schote 47
- Vegetarische Pasteten 41
- Vinaigrette (s. Essig-Öl-Marinade)
- Vollkornbrot mit Butter 74
- Vollkornkeks 33
- Vollkornnudeln 71
- Vollmilchschokolade 50
- Vollkornteigwaren 32
- Vollkornpizza 69
- Vorspeisen 55

Wacholder 38
Wachsbohnen 59
Waffeln 81
Waldorfsalat 56
Walderdbeere 35
Waldpilze 40
Walnuss 41
- öl 42
Wassermelone 35
Weinbrand 46
Weincreme 81
Weinessig 47
Weingeist 46
Weinkäse 44
Weintraube 35
Weiße Bohnen 40, 59, 65
Weiße Rübe 38
Weißkohl 38
- gerichte 59, 65
- salat 56
Weißkraut-Eintopf 65, 66
Weißlacker 44
Weißwein 46
Weißwurst 54
Weizenbrot 30
Weizenbrötchen 30
Weizenfladenbrot 30
Weizenkleie 31
Weizenkeimöl 42
Weizenmehl 31
Weizenvollkorn 31
Weizenvollkornbrot 30
Wels 51
Wermut 46
Wiener Würstchen 54
- mit Brötchen 74

- mit Kartoffelsalat 74
- Wiener Schnitzel 76
- Wild 54
- ente 53
- fleischeintopf 65
- gulasch 53
- kaninchen 53
- ragout 76
- sauce 49
- suppe 66
- Wirsing 38
- gedünstet 59
- mit Rahm 58
- Worcestersauce 47
- Wurstsalat 54
- Wurstwaren 54
- Wurzelpetersilie 38

Zander 51
- Müllerin Art 79
Zartbitterschokolade 50
Ziege 53
Ziegenmilch 43
Zimt 47
Zitrone(n) 35
- eis 81
- limonade 45
- marinade 49
- melisse 38
- saft 45
- speise 81
Zwetschgenknödel 69, 81
Zwieback 30
Zucchini 38
- mit Knoblauch 59
Zucker 50
Zuckererbsen 59
Zuckermais 38
Zucchini 38
Zwieback 30
Zwiebel 38
- gedünstet 59
- kuchen 69
- nudeln mit Sahne 71
- sauce 49
- suppe, Französische 61
- suppe 65

Sachregister

Alkalose 8
Arthritis, rheumathoide 16, 17
Azidose 8, 12, 16

Basenbäder 12
Basenfluten 8
Basenlieferanten 22
Basenpräparate 23
Basensalze 24
Bikarbonat 8, 10, 12
Bindegewebe 5, 8, 10, 12, 17
Blut 5, 6, 10
Blut-pH-Wert 10, 18

Citrate 24
Cystein 27

Diabetes mellitus 9, 14, 16
Diäten-und Fastenkuren 14, 22

Entsäuerung 16, 22, 23
Enzyme 8
Ernährung, basenreiche 21 f., 25

Fibromyalgie 16
Flüssigkeitszufuhr 11 f., 13

Getränke, basische 12
Gicht 16, 18
Glutamin 16

Harnsäuresteine 18
Haut 10, 13
Herz-, Kreislauferkrankungen 16

Kaffee 26
Kalzium 12
Knochen 10, 12, 17, 18
Kochsalz 25
Krebs 16

Lebensmittel 27 f., 30 f.
Lunge 10

Magen 7 f., 27

Magen-Darm-Erkrankungen 6
Migräne 16
Mikronährstoffe 8
Milchsäure 14, 18
Mineralstoffe 8, 12
Müdigkeit 5, 16
Muskelverlust 17

Nervosität 5, 16
Neurodermitis 16
Nieren 10, 14, 18
Nierensteine 16, 18

Osteoporose 16, 17, 18
Oxalsäurekonzentration 18

Phosphatpuffer 10
pH-Wert 6 f.
pH-Skala 7
pH-Teststreifen 18
PRAL-Werte 20
Proteine 8, 10, 14, 26
Proton 6
Puffersubstanzen 8, 10
Puffersystem 9, 10

Rheuma 16, 17
Rückenschmerzen 16

Säureausgleich 9 f.
Säureausscheidung 10
Säureüberschuss 10
Schmerzen 16
Schwitzen 9
Sodbrennen 8
Sport 14
Stoffwechselkrankheiten 16
Stressgefühle 5, 16
Stresshormone 16

Urin 8
Urin-pH-Wert 18 f.
Urin-pH-Messung 19, 20

Wasser 12, 13

Zellulitis 17
Zucker 25

Impressum

© 2008 GRÄFE UND UNZER VERLAG GmbH, München

Alle Rechte vorbehalten. Nachdruck, auch auszugsweise, sowie Verbreitung durch Film, Funk, Fernsehen und Internet, durch fotomechanische Wiedergabe, Tonträger und Datenverarbeitungssysteme jeder Art nur mit schriftlicher Genehmigung des Verlages.

Projektleitung: Kathrin Herlitz
Lektorat: Anna Cavelius
Bildredaktion: Henrike Schechter
Gestaltung: independent Medien-Design GmbH, Horst Moser, München
Fotos: Cover: Stockfood; U4: Eising (rechts); Jump (links)
Produktion: Gloria Pall
Satz: Filmsatz Schröter GmbH, München
Druck und Bindung: Ludwig Auer GmbH, Donauwörth

ISBN 978-3-8338-1148-7

5. Auflage 2011

Syndication: www.jalag-syndication.de

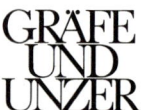

Ein Unternehmen der
GANSKE VERLAGSGRUPPE

WARNHINWEIS

- **Indikatorstäbchen** (Teststreifen) bitte außer Reichweite von Kindern aufbewahren!
- **Indikatorstäbchen** dürfen nicht im oder am Körper verwendet werden.
- **Indikatorstäbchen** sind nur für analytische Zwecke geeignet.